高级卫生专业技术资格考试用书

# 骨外科学全真模拟试卷与解析

## 全真模拟试卷

英腾教育高级职称教研组　编写

中国健康传媒集团

中国医药科技出版社

# 内 容 提 要

　　根据人力资源和社会保障部、卫健委《关于深化卫生事业单位人事制度改革的实施意见》和《关于加强卫生专业技术职务评聘工作的通知》，高级卫生专业技术资格采取考试和评审结合的办法取得。本书是"高级卫生专业技术资格考试用书"系列之一，紧扣高级卫生专业技术资格考试前沿与新版考纲，包括两个分册："全真模拟试卷"包含题型说明与 6 套高度仿真模拟试卷，其所设题目数量、题型比例分配、难易程度、考核知识点构架均严格模拟真题；"答案解析"为 6 套模拟试卷的全解析版，有助于考生及时检验复习效果，有的放矢地归纳、梳理并记忆考试重点、难点与易错点，主要适用于参加卫生专业技术资格高级职称考试（副高、正高）评审申报人员在最后阶段冲刺备考，高分通过考核。

## 图书在版编目（CIP）数据

骨外科学全真模拟试卷与解析/英腾教育高级职称教研组编写 . —北京：中国医药科技出版社，2024.1
高级卫生专业技术资格考试用书
ISBN 978 - 7 - 5214 - 4483 - 4

Ⅰ.①骨…　Ⅱ.①英…　Ⅲ.①骨疾病 - 外科学 - 资格考试 - 题解　Ⅳ.①R687.3 - 44

中国国家版本馆 CIP 数据核字（2024）第 020697 号

**美术编辑**　陈君杞
**责任编辑**　高一鹭
**版式设计**　友全图文

出版　**中国健康传媒集团** | 中国医药科技出版社
地址　北京市海淀区文慧园北路甲 22 号
邮编　100082
电话　发行：010 - 62227427　邮购：010 - 62236938
网址　www.cmstp.com
规格　787mm×1092mm $^1/_{16}$
印张　8 $^3/_4$
字数　186 千字
版次　2024 年 2 月第 1 版
印次　2024 年 2 月第 1 次印刷
印刷　北京侨友印刷有限公司
经销　全国各地新华书店
书号　ISBN 978 - 7 - 5214 - 4483 - 4
定价　48.00 元

获取新书信息、投稿、为图书纠错，请扫码联系我们。

# 题型说明

一、**单选题：每道试题由 1 个题干和 5 个备选答案组成，题干在前，选项在后。选项 A、B、C、D、E 中只有 1 个为正确答案，其余均为干扰选项。**

例：治疗成人股骨头缺血性坏死，下列哪项措施应特别强调

A. 理疗

B. 非甾体抗炎药

C. 减少负重

D. 高压氧

E. 血管扩张药物

**答案：**C

**解析：**股骨头缺血性坏死是股骨头血供中断或受损，引起骨细胞及骨髓成分死亡及随后的修复，继而导致股骨头结构改变、股骨头塌陷、关节功能障碍的疾病。本病可分为创伤性和非创伤性两大类，在活动负重时增加了髋关节的骨性摩擦。故应减少负重，扶双拐可有效减少疼痛。

二、**多选题：每道试题由 1 个题干和 5 个备选答案组成，题干在前，选项在后。选项 A、B、C、D、E 中至少有 2 个正确答案。**

例：股四头肌肌腱断裂或髌腱断裂有诊断价值的体征包括

A. 局部凹陷

B. 局部肿胀、压痛

C. 直腿抬高试验阳性

D. 髌骨位置上移或下移

E. 不敢用力伸膝

**答案：**AD

**解析：**此类患者会出现伸膝功能障碍，伸膝抗阻力试验阳性，不是直腿抬高试验阳性。此类患者有诊断价值的体征包括局部凹陷、髌骨位置上移或下移。

三、**共用题干单选题：叙述一个以单一病人或家庭为中心的临床情景，提出 2～6 个相互独立的问题，问题可随病情的发展逐步增加部分新信息，每个问题只有 1 个正确答案，以考查临床综合能力。答题过程是不可逆的，即进入下一问后不能再返回修改所有前面的答案。**

例：女性，18 岁，咳嗽 4 个月，伴低热。1 个月前左膝部外伤。体格检查：跛行，左股四头肌萎缩，左膝肿胀，浮髌试验（＋）。

1. 首先进行哪项检查

A. 左膝 CT

B. 血常规

C. 红细胞沉降率

D. 左膝关节穿刺抽液，生化检查及细菌培养

E. X 线胸部平片及左膝正侧位片

**答案：**E

**解析：**依据题目中的描述，考虑原有肺结核，现合并有膝关节结核，应首先进行 X 线胸部平片及左膝正侧位片。

2. 肺部 X 线片示左上肺有散在钙化灶，红细胞沉降率 90mm/h，这时初步诊断是

A. 类风湿关节炎

B. 化脓性关节炎

C. 结核性关节炎

D. 创伤性关节炎

E. 风湿性关节炎

**答案：**C

**解析**：肺部 X 线片示左上肺有散在钙化灶，红细胞沉降率显著增快，考虑原有肺结核，现并发活动性膝关节结核。

3. 若要确诊，最有价值的辅助检查是
   A. 左膝 CT
   B. 血常规
   C. 血培养
   D. 左膝关节穿刺抽液、生化检查及细菌培养
   E. 结核菌素试验

   **答案**：D

   **解析**：患者怀疑是膝关节结核，最有价值的确诊"金标准"之辅助检查是左膝关节穿刺抽液、生化检查及细菌培养。

**四、案例分析题：每道案例分析题有 3 ~ 12 问。每问的备选答案至少 5 个，最多 12 个，正确答案及错误答案的个数不定。考生每选对一个正确答案给 1 个得分点，选错一个扣 1 个得分点，直至扣至本问得分为 0，即不含得负分。案例分析题的答题过程是不可逆的，即进入下一问后不能再返回修改所有前面的答案。**

例：男，25 岁。1 年前打篮球三步上篮时扭伤左膝，X 线片未见骨折表现，当地医师以创伤性滑膜炎采取保守治疗，现在能正常行走，但不能像以前那样从事运动。

1. 体格检查前还需要追问的病史是（提示：患者述受伤当时有关节错动感）
   A. 关节当时是否出现明显肿胀、积液
   B. 关节腔积液消退的时间
   C. 受伤当时能否继续活动或行走
   D. 关节当时是否有屈伸受限
   E. 现在能否做急停、急转动作
   F. 现在能否快步下楼梯
   G. 现在关节有无交锁

H. 现在关节活动后是否出现关节腔积液

   **答案**：ABCDEFGH

   **解析**：膝关节损伤，X 线未发现骨折，需要注意有无软组织或关节软骨的损伤。前后交叉韧带、内外侧副韧带损伤，膝关节会出现红肿、积液、不稳、活动受限等，需要询问患者关节当时是否出现明显肿胀、积液，关节腔积液消退的时间、关节当时是否有屈伸受限，现在能否做急停、急转动作，现在能否快步下楼梯，现在关节活动后是否出现关节腔积液等；内、外侧半月板损伤，表现出关节交锁、活动受限、疼痛等，需要询问病史，受伤当时能否继续活动或行走、现在关节有无交锁等。

2. 根据已有的体格检查结果，应考虑的疾病有（提示：恐惧试验阴性，内翻试验及外翻试验阴性，前抽屉试验阳性，后抽屉试验阴性，伸直较健侧受限，内侧关节隙压痛，外侧关节隙无压痛）
   A. 前交叉韧带断裂
   B. 髌骨脱位
   C. 后交叉韧带断裂
   D. 外侧半月板损伤
   E. 内侧副韧带断裂
   F. 外侧副韧带断裂
   G. 内侧半月板损伤
   H. 髌骨关节软骨损伤

   **答案**：AG

   **解析**：抽屉试验：膝关节屈曲 90°，检查者固定患者足部，用双手握住胫骨上段做拉前和推后动作，并注意胫骨结节前后移动的幅度。前移增加表示前交叉韧带断裂；后移增加表示后交叉韧带断裂。

   过伸试验：膝关节完全伸直并轻度过伸时，半月板破裂处受牵拉或挤压而产生疼痛。

   该患者前抽屉试验阳性，说明前交叉

韧带断裂；伸直较健侧受限，内侧关节隙压痛，说明内侧半月板损伤。

3. 目前需要采取的治疗方式是（提示：再次询问病史，患者诉近2个月反复出现关节交锁）
   A. 切开手术重建韧带
   B. 股四头肌肌力练习
   C. 减少活动量
   D. 石膏固定
   E. 理疗
   F. 关节镜手术重建韧带
   G. 股后群肌肉力量练习

   **答案：** F

**解析：** 半月板损伤急性期过后转入慢性阶段。此时肿胀已不明显，关节功能亦已恢复，但总感到关节疼痛，活动时有弹响。有时在活动时突然听到"咔嗒"一声，关节便不能伸直，忍痛挥动几下小腿，再听到"咔嗒"声，关节又可伸直，此种现象称为关节交锁。患者目前症状较重，且反复出现关节交锁，前交叉韧带断裂目前主张在关节镜下行韧带重建手术，半月板损伤目前也主张在关节镜下进行修补或切除手术；关节镜下手术创伤小，对关节激惹少，术后恢复快。

# 目 录

# 全真模拟试卷（一）

一、单选题：每道试题由1个题干和5个
备选答案组成，题干在前，选项在后。
选项A、B、C、D、E中只有1个为
正确答案，其余均为干扰选项。

1. 股骨头血运主要来源于
   A. 股动脉
   B. 起自关节囊外动脉环的股深动脉
   C. 髂内动脉
   D. 圆韧带动脉
   E. 髂股动脉

2. 某脊髓损伤患者损伤的神经平面为 $C_7$，
   感觉为不完全损伤；神经平面以下除肛
   门括约肌有收缩外，余关键肌肌力均为
   0级。该病例的 ASIA 损伤分级为
   A. A级　　　　　B. B级
   C. C级　　　　　D. D级
   E. E级

3. 下列说法不正确的是
   A. 肥大细胞层是骨骺板最薄弱的区域，
   骺板损伤大多数发生在此处
   B. 骺板是有方向的，其静止层毗邻骨
   骺而软骨内骨化层与干骺端相连接
   C. 肱骨近端 Salter - Harris Ⅱ型骨骺损
   伤属关节内骨折，多数需切开复位
   D. 肱骨内上髁骨骺属牵张性骨骺
   E. Salter - Harris Ⅴ型骨骺损伤最初受
   伤的 X 线片诊断较为困难，故临床
   多为回顾性诊断

4. 肩袖损伤最常见的临床症状是
   A. 疼痛　　　　　B. 活动受限
   C. 无力　　　　　D. 弹响
   E. 交锁

5. 下列半月板损伤的特点，不正确的是
   A. 多见于运动员与体力劳动者
   B. 男性多于女性
   C. 慢性阶段总感到关节疼痛，活动时
   有弹响
   D. 有时在活动时出现关节交锁
   E. 所有患者均有外伤史

6. 男性，35岁。车祸伤致右髋关节疼痛，
   活动不能3天。经检查诊断为右髋关节
   后脱位。在硬膜外麻醉下行手法复位。
   伤后1年开始出现右髋关节疼痛，跛
   行。最可能的诊断是
   A. 右髋关节创伤性关节炎
   B. 右股骨头缺血性坏死
   C. 右坐骨神经炎
   D. 右髋关节僵硬
   E. 右髋关节感染

7. 臂丛的内、外、后束，是根据其对哪项
   的关系而定
   A. 腋动脉第1段　　B. 腋动脉第2段
   C. 腋动脉第3段　　D. 腋静脉
   E. 锁骨

8. 女性，4岁。右肘部外伤1小时。查体：
   右肘部肿胀明显，可见皮下瘀斑。手部
   尺侧皮肤感觉消失，拇指不能内收，余
   四指并指无力。X线检查：右肱骨髁上
   骨折。首先考虑骨折合并损伤了
   A. 正中神经　　　　B. 尺神经
   C. 桡神经深支　　　D. 正中神经返支
   E. 桡神经浅支

9. 男性，21岁。左前臂尺侧近肘部机器绞
   伤，行清创术，尺神经断端埋于肌肉待

二期处理。在二次神经修复的手术中，不宜采取的是

A. 尺神经由肘后移到肘前，可缩短距离，使损伤神经两端得以靠近，吻合口无张力

B. 如神经缺损范围在 5cm 左右，游离神经后，保持屈肘位仍可直接吻合，术后用石膏维持位置

C. 若通过屈肘仍不能对接，可就近取同侧桡神经浅支移植修复

D. 对缺损长、不能准确分清束膜对应关系的情况下，外膜缝合与束膜缝合的效果差异不大

E. 无论何种修复方法，术后必须注意保持吻合口无张力

10. 因脊神经前支（包括神经根）受刺激而引起该神经根所组成的周围神经分布区的疼痛称为

A. 牵涉痛 　　　 B. 反射痛

C. 感应痛 　　　 D. 放射痛

E. 幻肢痛

11. 枢椎齿状突基底部骨折但无移位，寰椎亦无移位。颅枕带牵引 2 周后，颈痛减轻，活动范围增加。3 周后离床活动。6 周后颈痛再次加剧，活动明显受限，并逐渐出现四肢无力与瘫痪，这种迟发性瘫痪的原因是

A. 迟发性血肿压迫

B. 椎管内纤维组织增生压迫

C. 脊髓血运障碍

D. 黄韧带增厚

E. 寰椎迟发性前脱位

12. 肌电图和诱发电位，主要是检查

A. 肌肉损伤 　　 B. 肌腱损伤

C. 骨关节损伤 　 D. 炎症

E. 周围神经损伤

13. 髋关节屈曲畸形试验，即 Thomas 征表现为

A. 平卧时患髋屈曲

B. 屈髋时腰椎平直

C. 健侧屈髋至腰椎平直，患髋屈曲

D. 患侧屈髋至腰椎平直，患髋屈曲

E. 俯卧时臀部屈曲

14. 下肢人工关节置换术后深静脉血栓形成（DVT）与下列哪项因素有关，以下选项最准确的是

A. 术后抗凝血酶Ⅲ降低

B. 骨水泥热聚合反应

C. 手术操作损伤局部血管内皮细胞

D. 手术应用气囊止血带及长时间屈膝位操作

E. 以上都正确

15. 以下说法有误的是

A. Thomas 征阳性提示髋关节疾病可能

B. Dugas 征提示有肩关节脱位

C. 单足独站试验（Trendelenburg）征阳性提示有臀中肌麻痹、松弛可能

D. 握拳尺偏试验（Finkelstein 试验）阳性提示桡骨茎突狭窄性腱鞘炎

E. Lachman 试验阳性提示后交叉韧带损伤可能

16. 成人腰椎结核 X 线片常见的表现不包括

A. 腰椎生理前凸消失

B. 椎体破坏有死骨

C. 椎间隙狭窄

D. 腰大肌阴影增宽

E. 椎体边缘骨质增生

17. 早期确诊血源性骨髓炎具有重要意义的是

A. 全身感染中毒症状

B. 干骺端疼痛及深压痛

C. 白细胞总数及中性粒细胞比例增高

D. 局部分层穿刺在骨膜下或骨髓腔内

抽到脓液

E. X线检查示有虫蛀样骨质破坏及骨膜增生

18. 有关人工髋关节置换术，下列不正确的是
   A. 60岁，股骨头坏死，髋关节破坏，屈曲畸形，可行人工髋关节置换术
   B. 中老年陈旧性股骨颈骨折，可行人工髋关节置换治疗
   C. 老年股骨颈头下型骨折，身体状况良好者，可一期行人工髋关节置换
   D. 化脓性髋关节炎可在清创的同时行人工髋关节置换治疗
   E. 年轻患者类风湿关节炎，也是人工关节置换的适应证

19. 患儿，男，11个月，有多汗、夜惊表现。查体可见方颅，前囟大，肋骨串珠。血钙、磷降低，碱性磷酸酶升高。该患儿最可能的诊断应为
   A. 维生素D缺乏性佝偻病初期
   B. 维生素D缺乏性佝偻病激期
   C. 维生素D缺乏性佝偻病恢复期
   D. 维生素D缺乏性佝偻病后遗症期
   E. 维生素D缺乏性佝偻病中期

20. 急性血源性骨髓炎最常见的致病菌是
   A. 白色葡萄球菌
   B. 乙型链球菌
   C. 金黄色葡萄球菌
   D. 大肠埃希菌
   E. 肺炎链球菌

21. 骨巨细胞瘤的X线表现不包括
   A. 膨胀性　　　B. 偏心性
   C. 肥皂泡样　　D. 可侵犯关节
   E. 常累及骨干

22. 股骨头血液供给的主要来源是
   A. 股骨干的滋养动脉升支

B. 股骨头圆韧带的小凹动脉
C. 旋股内、外侧动脉的分支
D. 腹壁下动脉的分支
E. 腹壁浅动脉的分支

23. 脊柱骨折患者在搬运过程中，最正确的体位应是
   A. 侧卧位　　　B. 仰卧屈曲位
   C. 仰卧过伸位　D. 俯卧过伸位
   E. 半坐卧位

24. 患者，男，18岁。右大腿下端肿痛1个月，表皮温度高，静脉怒张。X线片示右股骨下端有边界不清的骨质破坏区，有Codman三角表现。诊断是
   A. 内生软骨瘤
   B. 股骨下端骨肉瘤
   C. 股骨下端尤因肉瘤
   D. 骨巨细胞瘤
   E. 骨软骨瘤

25. 疲劳性骨折常发生在哪些部位
   A. 髌骨上极　　B. 尺骨鹰嘴
   C. 第2、3跖骨　D. 第1趾骨
   E. 尺骨下段

**二、多选题：每道试题由1个题干和5个备选答案组成，题干在前，选项在后。选项A、B、C、D、E中至少有2个正确答案。**

26. 关于石膏固定后的观察与护理，正确的是
   A. 注意患肢血运
   B. 经常检查指（趾）的运动功能、皮肤感觉
   C. 石膏具有保暖作用，天冷时不必额外保温
   D. 气候炎热时，应预防中暑
   E. 翻身或改变体位时，注意保护，避免折裂石膏

27. 先天性脊柱后凸畸形常并存
    A. 脊髓纵裂
    B. 先天性心脏病
    C. 多囊肾
    D. Klippel-Feil 综合征
    E. 肛门-尿道括约肌的异常

28. 恶性肿瘤的保肢重建技术有
    A. 关节融合术
    B. 人工假体置换术
    C. 肿瘤灭活再植术
    D. 带血管自体骨移植术
    E. 骨延长术

29. 臂丛神经上干损伤患者，可能出现的症状包括
    A. 肩外展不能
    B. 屈肘不能
    C. 背阔肌瘫痪
    D. 垂腕、垂指畸形
    E. 爪形手畸形

30. 距骨骨折术后并发症主要有
    A. 感染          B. 骨折不愈合
    C. 骨折畸形愈合   D. 创伤性关节炎
    E. 缺血性坏死

31. 膝关节外侧副韧带断裂时常见的伴发损伤有
    A. 内侧副韧带断裂
    B. 后交叉韧带断裂
    C. 前交叉韧带断裂
    D. 腓总神经损伤
    E. 髌韧带断裂

32. 对肌肉骨骼系统肉瘤的治疗，错误的是
    A. 截除病变肢体即可达到局部根治的目的
    B. 应采取以手术为主的联合治疗方法

C. 化疗效果好的患者可以免于手术
D. 化疗的唯一目的是提高保肢率
E. 肉瘤经根治性切除后不会再出现肺转移

33. 对肋横突关节的描述，正确的是
    A. 属于肋椎关节的一部分
    B. 包括胸椎横突肋凹
    C. 包括肋结节关节面
    D. 包括椎间盘
    E. 全部肋骨均有此关节

34. 下述哪项是脑性瘫痪常见的下肢畸形
    A. 髋内收、内旋
    B. 马蹄足
    C. 膝屈曲挛缩
    D. 髋屈曲挛缩
    E. 股直肌挛缩

35. 掌中间隙的描述中正确的是
    A. 位于掌中间鞘的尺侧半
    B. 起自掌腱膜桡侧缘
    C. 包绕手指屈肌腱和第1蚓状肌
    D. 其深面附着于第3掌骨
    E. 经腕管与前臂屈肌后间隙相通

36. 肩关节周围炎的病因包括
    A. 颈椎间盘突出症
    B. 冈上肌腱或肩袖撕裂，肩峰下滑囊炎
    C. 肱二头肌长头或短头肌腱炎，冈上肌腱炎
    D. 老年正常关节局部固定稍久
    E. 颈椎病长期不愈者，心肺疾病发生的肩部牵涉痛

37. 臀部十字吻合构成的血管有
    A. 旋股内、外侧动脉
    B. 臀上、下动脉
    C. 第一穿动脉和闭孔动脉

D. 旋髂深动脉

E. 腰动脉

38. 血管造影在骨肿瘤诊断上的意义是

A. 了解肿瘤血管情况及软组织浸润范围

B. 判断肿瘤血管来源，是动脉插管化疗的必需检查

C. 可作为评价化疗效果的重要指标

D. 判断血管是否被肿瘤推压移位或包绕

E. 切除肿瘤时是否需要切除血管并施行修复准备

39. 横纹肌肉瘤的特点包括

A. 常见于中、老年人

B. 青少年横纹肌肉瘤多生长于头颈部，生长快、分化差，成人多见于肢体

C. 镜下描述为梭形细胞

D. 治疗采取手术治疗、放射治疗、化学治疗等

E. 干板 X 线照像有助于定位，CT 有助于分期

40. 碱性磷酸酶在骨肿瘤诊断中的意义有

A. 成骨性骨肿瘤伴碱性磷酸酶增高，提示骨肉瘤可能性大

B. 溶骨性骨肿瘤伴碱性磷酸酶增高，提示预后不佳

C. 成骨性骨肿瘤伴轻度碱性磷酸酶增高，提示预后较好

D. 经治疗后碱性磷酸酶下降，但仍较正常值高，提示已发生转移

E. 治疗前较正常值高，治疗后下降随后再次增高，提示转移病灶发生

41. 脊柱骨折脱位的手术指征包括

A. 骨折脱位有小关节交锁者

B. 有碎骨片突入椎管压迫脊髓者

C. 截瘫平面不断上升者

D. 手法复位不满意，腰穿和压颈试验有异常者

E. 患者强烈要求

42. 适合 8 岁以上儿童先天性髋关节脱位的治疗方法为

A. Salter 截骨术

B. Chiari 截骨术

C. 手法复位，石膏外固定

D. Steel 截骨术

E. 原位造盖手术

43. 脊索瘤的特征包括

A. 来源于残余的胚胎性脊索组织的恶性肿瘤

B. 骶尾部肿瘤疼痛，且夜间疼痛剧烈

C. 主要表现为疼痛和肿块

D. 肿瘤组织呈小叶型生长类型

E. 治疗以手术治疗、放射治疗、化学治疗相结合

44. 骨折愈合过程，下列哪项错误

A. 膜内成骨快于软骨内成骨，膜内成骨以骨内膜为主

B. 由骨内、外膜紧贴骨皮质内、外形成的新骨，分别称为内骨痂和外骨痂

C. 骨痂由血肿机化而来，较大的血肿对骨愈合有利

D. 血肿炎症机化期约需 2 周才能初步完成

E. 原始骨痂形成期需 12～24 周完成

45. 可供类风湿关节炎选择的手术方法有

A. 滑膜切除术　　B. 关节清理术

C. 截骨矫正术　　D. 关节融合术

E. 关节成形术

## 三、共用题干单选题：叙述一个以单一病人或家庭为中心的临床情景，提出 2～6 个相互独立的问题，问题可随病情的发展逐步增加部分新信息，每个问题只有 1 个正确答案，以考查临床综合能力。答题过程是不可逆的，即进入下一问后不能再返回修改所有前面的答案。

（46～49 题共用题干）

女性，30 岁，既往有肺结核病史。近 1 个月来腰背痛，伴低热、盗汗。体格检查：胸 11～12 棘突明显压痛。

46. 诊断考虑是

   A. 椎体肿瘤　　B. 强直性脊柱炎

   C. 化脓性脊椎炎　D. 脊柱结核

   E. 胸椎间盘突出症

47. 对该患者最简便有效的诊断方法为

   A. 血常规及红细胞沉降率

   B. 摄胸腰段 X 线片

   C. 摄胸腰段 CT

   D. 结核菌素试验

   E. 放射性核素骨扫描

48. 有助于诊断的骨外科专科试验是

   A. Dugas 征　　　B. 直腿抬高试验

   C. Trendelenburg 征　D. 拾物试验

   E. Thomas 征

49. 早期诊断确立后，哪项治疗措施不妥

   A. 正规抗结核治疗

   B. 卧硬板床休息

   C. 立即手术，病灶清除

   D. 全身对症支持疗法

   E. 注意检查全身其他部位有无结核病灶

（50～52 题共用题干）

患者，男性，40 岁。搬运工人，弯腰中被重物砸伤胸背部。查体：胸 12～腰 1

棘突间压痛，棘间隙距离加大，双下肢无力。

50. 入院时最有意义的检查是

   A. 胸腰椎 X 线正侧位片

   B. 胸腰椎 MRI 检查

   C. 腹部 B 超

   D. 肌电图检查

   E. 腰椎 CT 检查

51. 患者最后诊断为胸 12 椎体爆裂型骨折，需进一步治疗，患者需做哪项检查最有意义

   A. 肌电图检查

   B. 胸腰椎 CT 检查

   C. 腹部 B 超检查

   D. 心电图检查

   E. 出血、凝血时间检查

52. 该患者的最佳治疗方法是

   A. 卧床休息

   B. 石膏床固定制动

   C. 过伸复位术

   D. Steffee 钢板固定术

   E. 后路短节段椎弓根螺钉固定术

（53～55 题共用题干）

患者，女性，34 岁。入院前 2 小时左手中指掌指关节处掌面被宽 3cm 锐器刺伤，查体发现中指呈伸直位、感觉障碍，手指苍白、发凉，Allen 试验阳性。

53. 该患者诊断考虑为

   A. 皮肤裂伤

   B. 手指不全离断伤

   C. 开放性指骨骨折

   D. 手指固有神经损伤

   E. 左中指屈指肌腱、指两侧固有神经和指动脉开放性损伤

54. 关于该患者的治疗方案，下列最准确的选项是

   A. 清创后，修复肌腱与神经，吻合动

脉，缝合创口

  B. 清创后，修复神经，吻合动脉，肌腱二期修复

  C. 清创后，修复肌腱，吻合动脉，神经二期修复

  D. 清创后，修复肌腱与神经，动脉二期吻合

  E. 清创后，缝合创口，其他组织二期修复

55. 该患者术后 48 小时突然出现中指色泽发白，皮温较健指低 2.5℃，指腹瘪陷。此时应采取哪项措施

  A. 患肢抬高，保温

  B. 应用镇静、止痛药

  C. 立即手术探查吻合的指动脉

  D. 臂丛麻醉

  E. 应用抗血管痉挛药物

（56～57 题共用题干）

    患者，女性，35 岁。颈肩部疼痛伴左上肢放射性疼痛 3 个月。体格检查：颈部活动受限，颈部肌肉紧张。左侧脊神经牵拉试验（＋）。

56. 最可能的诊断是

  A. 臂丛神经损伤  B. 脊髓型颈椎病

  C. 椎动脉型颈椎病  D. 神经根型颈椎病

  E. 吉兰－巴雷综合征

57. 该患者颈椎 X 线平片示 $C_{5\sim6}$ 椎间隙狭窄、骨质增生。关于治疗方法，正确的是

  A. 首选手术治疗

  B. 行微创治疗

  C. 可先行非手术治疗

  D. 行颈前路减压内固定术

  E. 行颈后路双开门手术

（58～60 题共用题干）

    患者，男性，55 岁。双下肢无力、行走不稳 2 年，加重伴排便无力 3 个月。查体：脐部以下皮肤针刺觉减退，双下肢肌张力略高，双膝腱反射活跃，双侧 Babinski 征阳性。MRI 示 $T_{3\sim4}$ OLF，压迫硬膜囊；$T_{5\sim6}$ OPLL，压迫硬膜囊；$T_{10}\sim L_1$ OLF，压迫硬膜囊及脊髓。

58. 手术治疗的减压范围是

  A. $T_{3\sim4}$ 椎管后壁切除术

  B. $T_{10}\sim L_1$ 椎管后壁切除术

  C. $T_{3\sim4}$、$T_{10}\sim L_1$ 椎管后壁切除术

  D. 侧前方入路 $T_{5\sim6}$ OPLL 切除减压、$T_{10}\sim L_1$ 椎管后壁切除术

  E. 侧前方入路 $T_{5\sim6}$ OPLL 切除减压，$T_{3\sim4}$、$T_{10}\sim L_1$ 椎管后壁切除术

59. 关于椎管后壁切除术，下述操作不正确的是

  A. 咬骨钳"蚕食法"小心咬除椎板

  B. 沿关节突中线磨钻磨透椎板、关节突及骨化的黄韧带

  C. 避免使用骨刀切除椎板，防止震动损伤脊髓

  D. 对于挤入椎管内且严重骨化的黄韧带予以切除

  E. 有时难以做到整体经典的"揭盖"式椎板切除，此时可以用分节段"揭盖"的方法切除椎管后壁

  F. 使用磨钻时要来回摆动磨钻以磨除椎板，避免固定在一点磨削而钻入椎管

60. 术后第 3 天引流量为 150ml，引流液颜色清亮。下列说法不正确的是

  A. 应立即拔出引流管

  B. 可适当延长引流管留置时间

  C. 可诊断为脑脊液漏

  D. 拔出引流管后，嘱患者保持俯卧位 5～7 日

  E. 引流管留置时间不宜过长，以免发生感染

(61~63 题共用题干)

患者，男性，35 岁。因右小腿疼痛 2 周入院。查体：右侧胫骨略向前弯曲，右小腿上段前外侧局部隆起，可触及包块，约 4cm×2cm，质硬，固定，轻压痛，浅静脉无曲张，肢体感觉和肌力无异常。X 线片示右胫骨前外侧溶骨性病变，边界清楚，周围有骨质硬化，可见锯齿状骨皮质破坏，无软组织包块。

61. 需要鉴别诊断的病变不包括

    A. 骨纤维结构不良  B. 骨髓炎

    C. 非骨化性纤维瘤  D. 造釉细胞瘤

    E. 骨巨细胞瘤

62. 对该患者的下一步诊治通常不包括

    A. 血管造影      B. CT

    C. MRI         D. ECT

    E. 穿刺活检

63. 该患者术前诊断为造釉细胞瘤，最佳的治疗方法为

    A. 放疗

    B. 化疗

    C. 病灶刮除植骨

    D. 肿瘤广泛切除、植骨

    E. 根治性截肢

(64~65 题共用题干)

地震现场，患者的左腰部及左下肢被倒塌砖墙压住，6 小时后救出，4 小时后被送到医院。主诉口渴，尿少且呈暗红色。检查：脉搏 120 次/分，血压 88/69kPa，左下肢明显肿胀，皮肤有散在瘀斑及水疱，足背动脉较健侧搏动减弱，趾端发凉，无骨折征象。

64. 该患者拟诊断为

    A. 创伤性休克    B. 肾挫伤

    C. 左下肢挫伤    D. 左下肢血栓形成

    E. 挤压综合征

65. 静脉输液首先宜选用

    A. 全血

    B. 血浆

    C. 右旋糖酐

    D. 等渗盐水加入 1.25% 碳酸氢钠溶液

    E. 5% 葡萄糖溶液

四、案例分析题：每道案例分析题有 3~12 问。每问的备选答案至少 5 个，最多 12 个，正确答案及错误答案的个数不定。考生每选对一个正确答案给 1 个得分点，选错一个扣 1 个得分点，直至扣至本问得分为 0，即不含得负分。案例分析题的答题过程是不可逆的，即进入下一问后不能再返回修改所有前面的答案。

(66~67 题共用题干)

患儿，男性，3 岁。左侧足部内翻畸形，站立困难，跛行，左小腿肌肉萎缩，皮肤感觉正常；足背可触及距骨头，全足跖屈位，左前足内收。其余部位查体未见异常。

66. 该患儿可能的诊断为

    A. 脊髓灰质炎后遗症

    B. 先天性马蹄内翻足

    C. 脑性瘫痪

    D. 脊髓脊膜膨出

    E. 多关节挛缩畸形

    F. 脊髓空洞症

67. 患儿目前应该进行的检查包括

    A. 下肢肌力      B. 肌电图

    C. 肌肉活检      D. 足部 X 线片

    E. 颅脑 MRI      F. 腰骶段 MRI

(68~70 题共用题干)

患者，女性，61 岁。因"双髋疼痛 1 年余，加重半年伴行走困难"入院。患者 1 年前无明显诱因出现双侧髋部疼痛，并逐渐加重伴行走困难，卧床休息后可缓解。患者步态跛行，脊柱侧弯、后凸畸形。双上肢肌力、感觉正常，各关节活动自如。

双侧髋关节伸屈、外展、内收正常，外旋受限。Allis 征阴性，双侧 "4" 字征阳性，双侧髂腰肌肌力 4 级。双下肢感觉、肌力及其余关节活动正常，生理反射存在，病理反射未引出。实验室检查：$Ca^{2+}$ 2.1 mmol/L，$Mg^{2+}$ 0.98 mmol/L，P 0.60 mmol/L（正常参考范围 0.70～1.50 mmol/L）；ESR 6 mm/h，CRP 1.39 mg/L，ASO 160 U/ml（正常参考范围 0～150 U/ml），RF ＜20 U/ml；甲状腺功能：$TT_3$ 1.70 nmol/L，$TT_4$ 93.48 nmol/L，$FT_3$ 4.45 pmol/L，$FT_4$ 13.00 pmol/L，促甲状腺激素 6.39 mIU/L；碱性磷酸酶 211 U/L（正常参考范围 50～135 U/L）。X 线片：骨盆组成骨、双侧股骨广泛性骨质疏松。胸椎 MRI 及双髋 CT 平扫未见明显异常。ECT 全身骨显像：多发骨异常浓聚灶（骶骨、双侧股骨颈以及 $T_9$ 椎体、颈椎下段、双侧部分肋骨），提示骨代谢活跃。

68. 该患者可能的诊断为
   A. 骨质疏松症　　B. 畸形性骨炎
   C. 成骨不全症　　D. 退行性骨关节炎
   E. 骨肿瘤

69. 诊断依据为（提示：该患者骨代谢活跃）
   A. 患者，女性，61 岁
   B. 双侧髋部疼痛，并逐渐加重伴行走困难
   C. 步态跛行，脊柱侧弯、后凸畸形
   D. X 线片示骨盆组成骨、双侧股骨广泛性骨质疏松
   E. ECT 全身骨显像示多发骨异常浓聚灶，提示骨代谢活跃

70. 用于治疗骨质疏松症的骨吸收抑制剂有
   A. 双膦酸盐
   B. 降钙素
   C. 选择性雌激素受体调节剂
   D. 重组人甲状旁腺激素

E. 钙剂

（71～79 题共用题干）

患者，男性，40 岁。患者因 "高处坠落致左髋部疼痛、畸形，活动受限 2 天" 入院，左下肢屈曲、外展畸形，外旋近 90°；左髋部肿胀，左股骨大转子处压痛明显，左髋部可扪及骨擦感，左髋关节活动受限。行骨盆正位片，如下图所示：

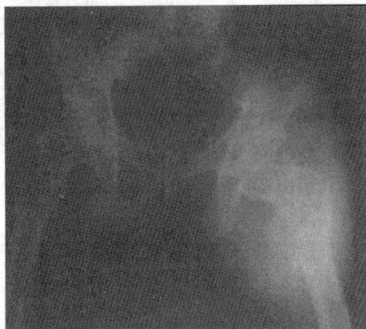

71. 该患者应诊断为
   A. 左股骨粗隆间骨折
   B. 左股骨颈骨折
   C. 左髋臼骨折
   D. 左股骨粗隆下骨折
   E. 左股骨头骨折
   F. 左髋关节脱位

72. 该患者骨折的 Evans 改良分型应为
   A. Ⅱ型　　　　B. Ⅲ型
   C. Ⅳ型　　　　D. Ⅴ型
   E. Ⅰ型　　　　F. Ⅵ型

73. 在下列各项中，最有助于鉴别股骨粗隆间骨折与股骨颈骨折的是
   A. 髋前方压痛
   B. Bryant 三角底边短缩
   C. 患肢短缩大于 2cm
   D. 患肢外旋近 90°
   E. 患肢轻度内收
   F. 下肢纵向叩击痛阳性

74. 该病例骨折创伤的机制是
    A. 低能量暴力　　　B. 高能量暴力
    C. 病理性骨折　　　D. 疲劳性骨折
    E. 骨质疏松　　　　F. 以上均是

75. 该患者因手术所引起的常见并发症有
    A. 局部感染　　　　B. 深静脉血栓形成
    C. 骨折不愈合　　　D. 骨化性肌炎
    E. 肺炎　　　　　　F. 压疮

76. 患者术后出现发热，体温在 38.0℃ ~ 38.6℃，应进行的检查是
    A. 血常规　　　　　B. 红细胞沉降率
    C. C 反应蛋白　　　D. 降钙素原
    E. 心电图　　　　　F. X 线骨摄片

77. 上述检查显示感染和炎症指标无明显异常，应考虑发热的原因为
    A. 吸收热　　　　　B. 药物热
    C. 颅脑损伤　　　　D. 颅内占位性病变
    E. 肺部感染　　　　F. 脑梗死

78. 患者术后左小腿至足背出现肿胀，皮肤颜色变深呈青紫色，应首先排除
    A. 深静脉血栓形成
    B. 感染
    C. 骨筋膜间室综合征
    D. 过敏反应
    E. DIC
    F. 压疮

79. 切开复位内固定失效的最为常见的原因为
    A. 偏心位固定　　　B. 感染
    C. 金属腐蚀　　　　D. 生物相容性差
    E. 骨质疏松　　　　F. 以上均错误

（80 ~ 83 题共用题干）

　　患者，男性，26 岁。汽车车轮碾压伤致右下腹部、会阴部皮肤撕脱，左足毁损伤。急诊检查可触及足背动脉搏动，趾端毛细血管反应存在，血压 100/60 mmHg。

急诊行左足截肢，右下腹皮肤清创缝合术。术后 12 小时，右小腿及右足皮温较左侧肢体低 3 ℃，右足背动脉搏动消失。

80. 该患者应考虑的诊断为
    A. 右股动脉断裂
    B. 右股动脉栓塞
    C. 右坐骨神经损伤
    D. 右股神经损伤
    E. 右股动脉管壁挫伤
    F. 右腘动脉断裂
    G. 右腘动脉栓塞

81. 首先应进行哪项辅助检查（提示：患者右足趾屈伸活动不能，感觉减退）
    A. 多普勒超声检查
    B. 动脉造影
    C. 肌电图检查
    D. CTA 检查
    E. MRI 检查
    F. B 型超声检查
    G. 体感诱发电位检查

82. 应采取的处理措施（提示：患者右腹股沟中点处轻度肿胀，股动脉搏动未触及；右下肢持续性剧烈疼痛，被动活动足趾时疼痛加剧）
    A. 房间保温，继续观察
    B. 镇痛药物治疗
    C. 血管解痉药物治疗
    D. 抬高患肢
    E. 溶栓治疗
    F. 立刻右股动脉探查、血管移植术
    G. 立刻右坐骨神经探查、松解术
    H. 立刻右股神经探查、松解术

83. 此时应做的进一步处理有（提示：术后 24 小时，患者右小腿明显肿胀、皮肤张力高，尿液颜色呈绛红色。实验室检查提示：肌酸激酶 21 800 U/L，肌酐 70 μmol/L，尿素氮 3.4 mmol/L）

A. 密切观察

B. 抬高患肢

C. 床边持续性血液滤过

D. 血液透析

E. 补足血容量后进行利尿

F. 小腿深筋膜切开

G. 5% 碳酸氢钠注射液静脉滴注

（84～87 题共用题干）

患者，男性，30 岁。搬家公司工人，工作时不慎被家具砸伤右前臂。18 小时后急诊来院，诉右前臂疼痛剧烈、右手主动活动障碍。查体见右前臂明显肿胀、压痛。

84. 可能的诊断有

A. 右前臂双骨折

B. 挤压综合征

C. 右前臂桡动脉损伤

D. 骨筋膜间室综合征

E. 右侧孟氏骨折

F. 右侧尺骨骨折

85. 该患者确诊为骨筋膜间室综合征，下列体征对于早期诊断非常重要的有

A. 右前臂皮肤明显肿胀

B. 右前臂肌腹处压痛

C. 被动伸直手指时疼痛加重

D. 右手主动活动受限

E. 桡动脉脉搏减弱

F. 前臂旋转功能障碍

86. 该患者目前可以选择的处理方式有

A. 拍摄前臂 X 线检查明确诊断

B. 石膏固定

C. 碱化尿液

D. 立即手术减压

E. 静滴甘露醇脱水、利尿

F. 制动，抬高右臂，严密观察

87. 如果治疗不及时，晚期可遗留哪些体征

A. 右侧屈腕、屈指畸形

B. 右侧伸腕、伸指畸形

C. 右前臂旋转功能障碍

D. 右手出现雷诺现象

E. 少尿

F. 右手手内肌麻痹

（88～90 题共用题干）

患者，男性，22 岁。运动伤致左小腿肿胀、疼痛，伴功能障碍 1 小时。患者于 1 小时前踢足球，急速转身追球时，突然感左小腿剧痛，不能活动，遂被急送至医院。

88. 根据题干信息，下列叙述正确的有

A. 如果仅有小腿疼痛，而无其他特殊体征，可考虑为软组织损伤

B. 如果小腿疼痛伴有畸形，则提示可能有小腿骨折

C. 如果同时伴有下肢麻木，则提示可能有小腿部神经损伤

D. 如出现足背、胫后动脉搏动减弱甚至消失，则应考虑血管损伤

E. 如果伤后即不能屈曲膝关节及踝关节，则应考虑骨折伤及腓总神经

F. 如果伤后即不能背伸踝关节，则应考虑胫神经损伤

89. 【体格检查】该患者生命体征平稳，神志清楚，无呼吸困难。左小腿肿胀明显，左小腿中上段畸形明显，局部假关节形成，触痛阳性，可扪及骨擦感；小腿外侧及足背的感觉减退，足下垂、踝关节不能背伸。根据目前的信息，该患者应采取的辅助检查包括

A. 诊断已明确，不需其他辅助检查

B. X 线摄片

C. 骨筋膜间室内压力测定

D. 血管造影

E. MRI

90. X 线片如下图所示，对于该患者的治疗，下述正确的有

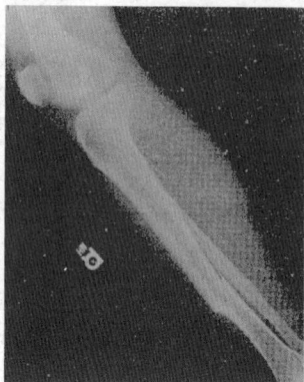

A. 神经损伤早期、症状轻者可行患肢制动、局部封闭、理疗等措施

B. 若有神经损伤的临床表现，应尽早手术探查

C. 一旦确诊为骨筋膜间室综合征，重症患者应及时进行切开减压

D. 复位应矫正成角、旋转畸形

E. 复位应恢复胫骨上、下关节面的平行关系，恢复肢体长度

F. 骨折不稳定是切开复位内固定的绝对适应证

(91~100 题共用题干)

患者，男性，32 岁。因高处坠落致腰背部疼痛、活动受限，双下肢感觉、运动障碍 4 小时入院，拍 X 线片示胸 11 椎体骨折。

91. 按 Denis 三柱理论，胸腰椎骨折可分为

A. 2 种　　　　　　B. 3 种

C. 4 种　　　　　　D. 5 种

E. 6 种　　　　　　F. 7 种

92. 若查体时发现左侧下肢运动、深感觉障碍，右侧浅感觉障碍，脊髓损伤类型为

A. 中心性脊髓损伤

B. 左脊髓半侧损伤

C. 右脊髓半侧损伤

D. 前部脊髓损伤

E. 脊髓休克

F. 脊髓横断伤

93. 若查体时发现股四头肌运动和膝关节内侧皮肤感觉减退，初步判断神经损伤平面为

A. 腰 1 神经根　　　B. 腰 2 神经根

C. 腰 3 神经根　　　D. 腰 4 神经根

E. 腰 5 神经根　　　F. 骶 1 神经根

94. X 线片及 CT 检查发现胸 11 椎体楔形变，椎体后缘骨块向后突入椎管内，应诊断为

A. 压缩骨折

B. 屈曲－牵张型骨折

C. 爆裂骨折

D. 骨折脱位

E. Chance 骨折

F. 以上均错误

95. 脊髓损伤早期可采用大剂量激素冲击治疗，常用的药物是

A. 甲泼尼龙　　　　B. 泼尼松龙

C. 地塞米松　　　　D. 氟轻松

E. 胺碘酮　　　　　F. 以上均不是

96. 对脊髓休克存在与否进行判定时，主要检查以下哪些反射

A. 球海绵体反射　　B. 肛门反射

C. Babinski 征　　　D. Kernig 征

E. 膝腱反射　　　　F. 跟腱反射

97. 脊髓休克的恢复时限一般在伤后

A. 8 小时　　　　　B. 12 小时

C. 24 小时　　　　　D. 48 小时

E. 72 小时　　　　　F. 96 小时

98. 脊髓损伤后手术的目的主要有

A. 复位脱位的脊椎

B. 去除椎管内骨片、椎间盘组织和血肿等，解除压迫

C. 减压后，行脊椎重建固定术

D. 止血

E. 修复脊髓

F. 缝合硬脊膜

99. 如采用 Denis 的爆裂骨折分型，若患者为骨折伴有旋转，应归类为

A. A 型      B. B 型

C. C 型      D. D 型

E. E 型      F. F 型

100. 脊髓损伤程度用 ASIA 功能分级可分为几个等级

A. 3 级      B. 4 级

C. 5 级      D. 6 级

E. 7 级      F. 8 级

# 全真模拟试卷（二）

一、**单选题：每道试题由 1 个题干和 5 个备选答案组成，题干在前，选项在后。选项 A、B、C、D、E 中只有 1 个为正确答案，其余均为干扰选项。**

1. 陈旧性股骨颈骨折的诊断时间是
   A. 3 周　　　　　　B. 3 个月
   C. 6 周　　　　　　D. 4 个月
   E. 6 个月

2. 外踝构成踝穴的外侧壁，为适应距骨外侧突，其本身的轴线与腓骨干纵轴之间相交成开口向外的成角，其角度为
   A. 0°~5°　　　　　B. 5°~10°
   C. 10°~15°　　　　D. 15°~20°
   E. 20°~15°

3. 踝关节损伤中最常见的脱位是
   A. 踝关节内脱位
   B. 踝关节外脱位
   C. 踝关节前脱位
   D. 踝关节后脱位
   E. 踝关节分离旋转脱位

4. 某男孩，10 岁，左膝部疼痛、跛行 2 年，有夜间痛。检查：左膝活动良好，左髋不能伸直，大腿肌肉萎缩。红细胞沉降率 28mm/h，X 线片示髋关节骨质疏松。诊断应为
   A. 髋关节类风湿滑膜炎
   B. 髋关节结核性滑膜炎
   C. 髋关节一过性滑膜炎
   D. 髋关节风湿性滑膜炎
   E. 膝关节滑膜结核

5. 患儿，女性，7 岁。肘关节半屈位跌倒，手掌着地，致伸直型肱骨髁上骨折，远骨折断端向后上方与桡侧移位。手法复位时，下列操作错误的是
   A. 仰卧，屈肘 50°，前臂置于中立位，做前臂纵轴牵引
   B. 拔伸牵引，充分矫正短缩移位与成角移位
   C. 以同侧腋窝部向上进行反牵引
   D. 充分矫正后上方移位
   E. 必须完全矫正桡侧移位

6. 深秋，某青年卧轨而被火车碾压伤，右踝部及左小腿下段完全离断，当时经当地卫生所施行止血处理，断肢无菌敷料包扎，10 小时后送市级医院。处理方法是
   A. 双侧残端清创缝合
   B. 两侧小腿中段截肢
   C. 两侧断肢再植
   D. 左侧断肢再植于右侧
   E. 右侧小腿截肢，左侧断肢再植

7. 确诊早期骨与关节结核的可靠依据是
   A. 临床表现
   B. 手术探查及活组织检查
   C. X 线摄片
   D. C 反应蛋白
   E. 红细胞沉降率

8. 单足站立试验阳性，表现为
   A. 对侧骨盆抬起　　B. 对侧骨盆下沉
   C. 双侧骨盆抬起　　D. 双侧骨盆下沉
   E. 脊柱倾斜

9. 肌性斜颈主要的痉挛肌肉是
   A. 胸锁乳突肌　　　B. 颈阔肌

C. 前斜角肌　　　D. 中斜角肌

E. 提肩胛肌

10. 1 岁男孩，股骨干上 1/3 斜行骨折，最好采用的治疗措施是

A. 水平皮肤牵引

B. 水平骨牵引

C. 垂直悬吊皮肤牵引

D. 切开复位内固定

E. 石膏或夹板外固定

11. 最常见的化脓性脊椎炎的致病菌是

A. 大肠埃希菌　　B. 铜绿假单胞菌

C. 金黄色葡萄球菌　D. 变形杆菌

E. 链球菌

12. 患者，男性，40 岁，腰痛 2 个月。2 周前因扭伤腰部，疼痛加剧并向右小腿外侧放射，腰部活动受限，腰 4～5 棘突间偏右有固定压痛，右小腿及足背外侧痛觉下降，直腿抬高试验阳性，加强试验阳性，右蹈趾背伸力下降。X 线摄片正常。最可能的诊断为

A. 腰背肌筋膜炎　B. 慢性腰损伤

C. 强直性脊柱炎　D. 腰椎结核

E. 腰椎间盘突出症

13. 手被火器伤 8 小时后清创应做

A. 初期缝合　　　B. 延期缝合

C. 二期缝合　　　D. 定位缝合

E. 不做初期缝合

14. 测量下肢长度时，一般误差不应超过

A. 0.5cm　　　　B. 1cm

C. 2cm　　　　　D. 3cm

E. 4cm

15. 慢性骨髓炎迁延不愈、反复发作的最主要原因是

A. 窦道的形成　　B. 死骨的形成

C. 瘢痕组织增生　D. 机体抵抗力低

E. 细菌毒力强

16. 踝关节内侧副韧带损伤的表现是

A. 踝关节外翻试验阳性

B. 踝关节内翻试验阳性

C. Cotton 试验阳性

D. 足外旋试验阳性

E. 小腿横向挤压试验阳性

17. 脊髓灰质炎后遗症病变部位最常见于

A. 颈膨大　　　　B. 腰膨大

C. 胸髓　　　　　D. 丘脑

E. 锥体外系

18. 右下肢托马斯（Thomas）征阳性说明

A. 右下肢有放射性疼痛

B. 髋关节活动受限

C. 右侧髂腰肌受刺激

D. 臀大肌受刺激

E. 右股四头肌受刺激

19. 下列骨折不适合用小夹板外固定的是

A. 胫骨干闭合性骨折

B. 儿童尺桡骨闭合性骨折

C. 胫骨干开放性骨折，创口较小，经处理创口已愈合者

D. 肱骨干严重开放性骨折，急诊清创缝合术后

E. 肱骨干陈旧性骨折，仍适合于手法复位

20. 坐骨神经损伤对下肢功能影响较大，以下对坐骨神经损伤的描述，错误的是

A. 如损伤部位在坐骨大孔处或坐骨结节以上，则股后肌群，小腿前、外、后肌群及足部肌肉全部瘫痪

B. 如在股部中下段损伤，只表现为膝以下肌肉瘫痪，膝以上肌肉无影响

C. 如为其分支损伤，则腓总神经损伤引起的瘫痪重，胫神经损伤引起的瘫痪轻

D. 膝以下除小腿内侧及内踝处的隐神

经支配区外，感觉均消失

E. 往往有严重的神经营养障碍，足底部形成溃疡

21. 腰椎间盘突出症患者，检查发现患侧踇趾背伸肌力减弱、小腿外侧和小趾根部感觉减退，其病变定位于哪一节段

    A. 腰 2～3        B. 腰 3～4

    C. 腰 4～5        D. 腰 5～骶 1

    E. 骶 1～2

22. "浮髌征"阳性，提示膝关节

    A. 髌腱损伤      B. 关节积液

    C. 髌骨骨折      D. 滑膜增生

    E. 关节内粘连

23. 桡神经损伤多见于

    A. 伸直型肱骨髁上骨折

    B. 肱骨干骨折

    C. 桡骨远端骨折

    D. 锁骨骨折

    E. 尺骨上 1/3 骨折

24. 股骨干中 1/3 骨折，由于哪一肌肉的牵拉，常使骨折向外成角

    A. 内收肌群      B. 髂腰肌

    C. 股四头肌      D. 阔筋膜张肌

    E. 腓肠肌

25. 肱骨内上髁炎又称

    A. 醉汉肘        B. 网球肘

    C. 无功能肘      D. 矿工肘

    E. 高尔夫球肘

**二、多选题：每道试题由 1 个题干和 5 个备选答案组成，题干在前，选项在后。选项 A、B、C、D、E 中至少有 2 个正确答案。**

26. 下列哪些实验室检查对协助诊断类风湿关节炎具有临床意义

    A. 抗链球菌溶血素"O"正常

B. HLA－B27 阳性

C. C 反应蛋白升高

D. 类风湿因子阳性

E. HLA－B27 阴性

27. 转移性骨肿瘤的治疗原则有

    A. 积极治疗原发肿瘤

    B. 行放疗或内分泌治疗

    C. 必要时考虑手术

    D. 单发的骨转移瘤若原发病灶不明，应按原发肿瘤治疗

    E. 不必行化疗治疗

28. 属于扁骨的有

    A. 额骨        B. 顶骨

    C. 肋骨        D. 颞骨

    E. 蝶骨

29. 骨与关节结核在哪种情况下，适宜做病灶清除手术

    A. 不能自行吸收的脓肿

    B. 长期不愈的窦道

    C. 有脊髓神经压迫症状

    D. 不易控制的单纯滑膜结核

    E. 合并肾结核

30. 膝关节脱位可能损伤的部位有

    A. 前、后交叉韧带

    B. 内、外侧副韧带

    C. 腘部血管

    D. 腘部神经

    E. 可合并撕脱骨折

31. 强直性脊柱炎的自然史可分为

    A. 潜伏期

    B. 腰痛期

    C. 后凸畸形缓慢进展期

    D. 后凸畸形加速进展期

    E. 稳定期

32. 关于股骨头血供情况，下列哪些是正确的

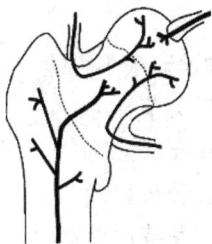

A. 部分来自圆韧带

B. 来自关节囊反折部的血运

C. 部分来自股骨干髓内滋养动脉

D. 在小儿，小凹动脉在骺板不与其他血供交通

E. 来自小凹动脉的血供量随着年龄的增加而增大

33. 有关骶骨骨折的叙述，正确的有

　　A. 多为直接打击所致

　　B. 裂隙骨折，未发生移位者不影响骨盆稳定性

　　C. 骶骨翼区的骨折可伤及腰 5 神经根

　　D. 一般不伤及坐骨神经

　　E. 伤及骶管内马尾神经时可出现会阴区麻木及括约肌障碍

34. 组织开放性损伤，清创后可做一期缝合的有

　　A. 大血管、神经、关节暴露的伤口已 24 小时

　　B. 污染较重的伤口已 6~8 小时

　　C. 面颈部伤口已 24 小时

　　D. 污染较轻的伤口已 12 小时

　　E. 污染较重的伤口已 12 小时

35. 可提示后方韧带复合体完全断裂的有

　　A. 棘突间距增大

　　B. MRI 可见韧带连续性中断

　　C. 小关节脱位

　　D. $T_2WI$ 脂肪抑制像呈高信号

　　E. 小关节半脱位

36. 前臂双骨折发生的病因与分类，下述

正确的有

　　A. 直接暴力引起同一平面的骨折

　　B. 扭转暴力常引起低位尺骨、高位桡骨骨折

　　C. 扭转暴力常引起高位尺骨、低位桡骨骨折

　　D. 间接暴力引起低位桡骨、高位尺骨斜行骨折

　　E. 间接暴力引起高位桡骨、低位尺骨斜行骨折

37. 骨巨细胞瘤属于 $G_0T_0M_0$ 的治疗包括

　　A. 局部刮除

　　B. 物理或化学的灭活处理

　　C. 用松质骨或骨水泥填充

　　D. 辅助化疗或放疗

　　E. 无需手术，单纯放、化疗

38. 关于桡神经深支的描述，正确的有

　　A. 自腋窝发出后行向下后方

　　B. 支配旋后肌

　　C. 支配桡侧腕短伸肌

　　D. 穿入旋后肌

　　E. 在桡骨头下方 5~7cm 处改名为骨间后神经

39. 需与 Scheuermann 病进行鉴别诊断的有

　　A. 椎间隙感染

　　B. 骨软骨发育不良

　　C. 先天性脊柱后凸畸形

　　D. 神经纤维瘤病

　　E. 脊柱压缩性骨折

40. 属于 $G_2T_{1~2}M_0$ 的骨肉瘤，应如何治疗

　　A. 术前使用化疗

　　B. 做根治性切除后植入假体

　　C. 术后继续化疗

　　D. 截肢术

　　E. 无需手术，单纯放、化疗

41. 锁骨骨折的并发症包括

A. 骨折不愈合　　B. 骨折延迟愈合

C. 血管、神经损伤　D. 压疮

E. 感染

42. 下述关于肱骨骨折的说法，哪几项是正确的

A. 肱骨干骨折，容易引起正中神经损伤

B. 外科颈骨折不会并发肱骨头脱位

C. 外科颈骨折即使畸形愈合后，其功能障碍也较少见

D. 肱骨髁上骨折容易遗留肘外翻

E. 肱骨髁上骨折容易引起缺血性肌挛缩

43. 神经根型颈椎病的压痛点在

A. 患侧棘突　　　B. 患侧横突

C. 肩胛骨内上角　D. 胸大肌处

E. 背阔肌处

44. 综述作为一种总结性的论文，特点有

A. 试验性　　　　B. 评述性

C. 综合性　　　　D. 可行性

E. 创新性

45. 颈椎病的 X 线片表现有下列哪些改变

A. 颈椎椎体压缩变形

B. 椎体前后缘骨质增生

C. 钩椎关节、关节突关节增生

D. 椎间孔狭窄

E. 颈椎生理曲度消失，椎间隙变窄

**三、共用题干单选题：叙述一个以单一病人或家庭为中心的临床情景，提出 2～6 个相互独立的问题，问题可随病情的发展逐步增加部分新信息，每个问题只有 1 个正确答案，以考查临床综合能力。答题过程是不可逆的，即进入下一问后不能再返回修改所有前面的答案。**

（46～49 题共用题干）

一 20 岁男性患者，近 3 个月来觉双髋及腰骶部疼痛，尤以夜间明显。伴呼吸活动轻度受限。

46. 下列哪种诊断最不可能

A. 类风湿关节炎

B. 强直性脊柱炎

C. 双侧股骨头坏死

D. 双侧髋关节滑膜炎

E. 腰椎间盘突出症

47. 下列关于强直性脊柱炎的说法，哪项不正确

A. 本病好发于男性

B. 多于骶髂关节首先发病

C. 表现为骶髂关节炎症及疼痛

D. 晚期脊柱可呈竹节样改变

E. 本病可自愈

48. 该患者如需确诊，下列哪项检查意义最小

A. 骶髂关节 X 线片

B. 床边（Gaenslen 征）试验

C. ASO

D. HLA – B27

E. 红细胞沉降率

49. 下列关于强直性脊柱炎的说法，哪项不正确

A. 本病病因不明

B. 严重者全脊柱可发生融合

C. 易发生双髋关节破坏

D. 下肢肌肉常萎缩

E. 治疗以手术为主

（50～51 题共用题干）

男，16 岁，发热 4 天伴纳差 2 天入急诊。检查：血压 114/70mmHg，左踇趾甲沟部红肿、破溃。血白细胞计数 $20 \times 10^9/L$，中性粒细胞百分比 89%。

50. 左踇趾经切开引流处理后应给予

A. 大剂量青霉素　B. 激素

C. 退热药　　　　D. 庆大霉素

E. 维生素

51. 初步诊断是
    A. 左踇趾甲沟炎
    B. 左踇趾坏疽
    C. 左侧小腿丹毒
    D. 左小腿蜂窝织炎
    E. 感染性休克

（52～54题共用题干）
    男，20岁，骑车被撞倒，右肩着地。X线片提示右锁骨中1/3骨折，断端移位明显。

52. 患者就诊期间始终保持着头向右侧偏斜，左手掌支托着右肘部的位置。其主要原因为
    A. 骨折合并右颈肩部软组织扭伤，采取的强迫体位
    B. 骨折合并右臂丛神经损伤，右上肢肌力减退
    C. 骨折合并右锁骨下血管损伤，该体位可减少上肢缺血情况
    D. 该体位可暂时制动，减少骨折端出血
    E. 该体位可放松肌肉和减轻上肢重力牵引，减少骨折端的疼痛

53. 遵循骨折复位原则，在进行手法闭合复位时应将右上肢向什么方向牵引
    A. 向后上、外方牵引
    B. 向后下、外方牵引
    C. 向后上、内方牵引
    D. 向前、下方牵引
    E. 向前、上方牵引

54. 出现以下哪种情况必须考虑手术切开复位内固定
    A. 患者年轻，美观要求高
    B. 骨折端明显重叠短缩
    C. 骨折端复位后，对合面仍有2/3侧方移位
    D. 经手法复位，断端仍无法接触，有阻隔

E. 手法复位，石膏固定后出现患肢麻木

（55～57题共用题干）
    男，25岁。创伤后右髋部疼痛，不能活动，右股后侧及右小腿后外侧有麻木感。查体：右下肢短缩、屈曲，内收、内旋畸形。手法复位后畸形矫正，髋关节活动恢复正常，但上述区域麻木感仍存在，膝以下感觉迟钝，小腿和足部肌力3级。X线片示右髋臼后上缘有1cm×2cm骨块，无移位。

55. 最可能的诊断是
    A. 髋关节前脱位合并髋臼骨折
    B. 髋关节后脱位合并髋臼骨折
    C. 髋关节前脱位合并髋臼骨折及坐骨神经损伤
    D. 髋关节后脱位合并髋臼骨折及坐骨神经损伤
    E. 髋关节中心性脱位合并坐骨神经损伤
    F. 髋关节中心性脱位合并髋臼骨折
    G. 髋关节中心性脱位合并髋臼骨折及坐骨神经损伤
    H. 髋关节后脱位

56. 最恰当的处理是
    A. 闭合复位＋骨牵引2个月
    B. 闭合复位＋皮肤牵引3个月
    C. 闭合复位＋髋人字石膏固定3个月
    D. 闭合复位＋严格卧床休息1个月后，进行功能锻炼
    E. 开放复位、内固定及探查坐骨神经
    F. 闭合复位＋骨牵引3个月
    G. 闭合复位＋皮肤牵引2个月
    H. 全髋关节置换术

57. 闭合复位＋骨牵引2个月后，坐骨神经损伤无任何恢复，应进行的处理是
    A. 继续观察3个月，无好转再予处理

B. 手术探查坐骨神经

C. 手术切除骨折块

D. 理疗、按摩及针灸治疗

E. 药物治疗及功能锻炼

F. 电生理治疗

G. 手术松解坐骨神经

H. 继续观察并对症治疗

(58~61题共用题干)

女性，66岁，摔伤致左肩疼痛、功能受限2小时，摔倒时左肩着地。

58. 该种暴力可能导致的损伤除外

A. 颅骨骨折

B. 肱骨干骨折

C. 肱骨髁上骨折

D. 肩锁关节脱位

E. 肱骨大结节撕脱骨折

59. 摄左肩关节X线片示左肩关节脱位，其最可能的脱位方向为

A. 前脱位　　　B. 后脱位

C. 上脱位　　　D. 下脱位

E. 外侧脱位

60. 肩关节脱位的临床表现不包括

A. 方肩畸形　　B. Dugas征阳性

C. 翼状肩胛　　D. 肩部肿胀

E. 肩关节疼痛

61. 如肱骨外科颈骨折后出现左肩外展无力，最可能是哪条神经出现了损伤

A. 正中神经　　B. 肌皮神经

C. 尺神经　　　D. 桡神经

E. 腋神经

(62~65题共用题干)

患者，女，36岁。右膝关节疼痛伴低热1年，行走困难。查体：右大腿肌肉萎缩，右膝关节肿胀，呈屈曲畸形。X线片示右膝关节骨质增生，关节间隙变窄。红细胞沉降率34mm/h。

62. 该患者最可能的诊断是

A. 类风湿关节炎

B. 膝关节结核

C. 风湿性关节炎

D. 痛风性关节炎

E. 反应性关节炎

63. 为进一步明确诊断，下列检查最有价值的是

A. CT　　　　　　B. MRI

C. X线　　　　　D. 滑膜活检

E. 关节穿刺涂片检查

64. 早期骨关节结核与类风湿关节炎可靠的鉴别诊断依据是

A. 单一关节肿胀

B. 膝关节CT检查

C. X线平片关节间隙有无狭窄

D. 关节穿刺行关节液检查

E. 活组织检查

65. 如已确诊为膝关节结核，下一步治疗宜采用

A. 抗结核药物

B. 关节置换

C. 关节穿刺抽液＋注入抗结核药物

D. 病灶清除术

E. 抗结核治疗＋制动

**四、案例分析题：每道案例分析题有3~12问。每问的备选答案至少5个，最多12个，正确答案及错误答案的个数不定。考生每选对一个正确答案给1个得分点，选错一个扣1个得分点，直至扣至本问得分为0，即不含得负分。案例分析题的答题过程是不可逆的，即进入下一问后不能再返回修改所有前面的答案。**

(66~72题共用题干)

病历摘要：患者，男性，50岁，双髋

部疼痛、行走困难 1 年余，5 年前曾因外伤致右股骨颈骨折。查体：双髋部压痛（＋），双髋部"4"字征（＋），双髋屈曲受限、过伸受限，双下肢皮肤感觉正常。

66. 根据病史，该患者可能是以下哪些疾病

A. 双侧股骨头缺血性坏死

B. 双侧髋关节骨关节炎

C. 陈旧性右股骨颈骨折

D. 腰椎间盘突出症

E. 双髋关节创伤性关节炎

67. 以下诊断哪些是正确的（提示：X 线显示双侧股骨头扁平塌陷）

A. 双侧股骨头缺血性坏死

B. 双侧髋关节骨关节炎

C. 陈旧性右股骨颈骨折

D. 腰椎间盘突出症

E. 双髋关节创伤性关节炎

68. 关于股骨头缺血性坏死的有关临床因素，以下叙述哪些是正确的

A. 儿童和青壮年人股骨颈骨折后股骨头缺血性坏死率较老年人高，约为 40%

B. 儿童和青壮年骨质坚韧是造成股骨头缺血性坏死的主要原因

C. 儿童期圆韧带动脉常供血不足，且与股骨头内动脉之间很少有吻合支

D. 儿童期骺软骨板形成血运的屏障，从而降低了损伤后血运的代偿能力，使骨折近侧股骨颈缺血

E. 骨折部位越高，错位越严重，股骨头缺血性坏死的发生率就越高

69. 关于股骨头缺血性坏死的病理，下列叙述错误的是

A. 坏死期：缺血 12～24 小时，骨细胞死亡；1～2 天，有骨髓、毛细血管内皮细胞及骨细胞相继发生固

缩、变形或溶解，陷窝内空虚；4天后约 60% 骨细胞陷窝空虚

B. 修复期：大约 2 周开始，修复与坏死过程交错进行，也称"爬行替代"过程

C. 股骨头塌陷期：在整个修复过程中，有可能发生塌陷；一个坏死的股骨头，如果没有任何修复活动，则不发生塌陷

D. 青年人的股骨头坏死塌陷率比老年人低

E. 青年人的股骨头坏死塌陷率比老年人高

70. 股骨头缺血性坏死 Marous 分期，以下叙述正确的是

A. Ⅰ期：髋无症状，X 线片上有点状密度增高

B. Ⅱ期：髋有症状，X 线片密度增高，股骨头无塌陷

C. Ⅲ期：症状轻微，有软骨下骨折或新月征，一般多见扁形骨折，而新月征较少见到

D. Ⅳ期：髋痛，呈阵发性或持续性跛行及功能受限，股骨头扁平或死骨区塌陷

E. Ⅴ期：疼痛明显，死骨破裂，关节间隙狭窄，骨质密度更加硬化

F. Ⅵ期：疼痛严重，有的疼痛较Ⅴ期减轻；但股骨头肥大、变形甚至半脱位，髋臼不光滑甚或硬化、增生

71. 股骨头缺血性坏死的早期诊断方法有哪些

A. 骨内压测定

B. 股骨头骨内静脉造影

C. 选择性动脉造影

D. γ 闪烁摄影

E. 放射性核素扫描

F. CT

G. MRI

72. 该患者的治疗方案宜选择

    A. 保守治疗

    B. 钻孔术

    C. 血管植入术

    D. 游离植骨术

    E. 吻合血管腓骨移植术

    F. 吻合血管带监测皮岛腓骨移植术

    G. 带股骨肌肌蒂骨瓣植骨术

    H. 截骨术

    I. 人工全髋关节置换术

(73~75 题共用题干)

    患者，男，12 岁。因反复高热、骶尾部疼痛 1 个月，加重 6 日入院。体温 39℃ ~ 40℃，为阵时发热。继之逐渐出现骶部疼痛、双侧臀部疼痛，精神差、食欲减退、乏力。

73. 最可能的诊断是（提示：T 39.4℃，P 118 次/分。专科检查：$L_{4~5}$ 棘突及骶骨部压痛、叩击痛。腹壁可见部分静脉显露，腹部稍膨隆；右下腹可扪及一包块，为长条形，约 8cm×5cm，不活动；双下肢轻度肿胀，双臀部轻度肿胀）

    A. 腰椎结核

    B. 腰椎转移瘤

    C. 急性化脓性脊椎炎

    D. 急性腹膜炎

    E. 急性阑尾炎

    F. 急性胆囊炎

74. 为明确诊断，应紧急检查的项目包括

    A. 血常规      B. 腹部 X 线平片

    C. 腹部 B 型超声  D. 腰骶段 CT

    E. 胃肠造影     F. 尿淀粉酶

75. 应采取的治疗措施是（提示  血常规：WBC $31 \times 10^9$/L，N 0.90，L 0.08，

M 0.02。CT 报告：腰 4、5 椎体破坏合并双侧腰大肌脓肿）

    A. 首选保守治疗

    B. 立即应用广谱抗生素

    C. 采用倒"八"字切口，行脓肿切开引流术

    D. 术后置管行冲洗吸引疗法。待体温正常、症状好转，引流液清澈后拔除

    E. 常规进行细菌培养＋药物敏感试验

    F. 营养支持

(76~80 题共用题干)

    病历摘要：患者×××，男性，25 岁，因踢足球时致伤右膝关节后突感疼痛难忍、活动障碍 1 小时。查体：右膝关节呈半屈曲位，触痛明显，伸屈障碍，其余（－）。

76. 为了明确诊断，需行哪些检查

    A. 右膝关节正侧位 X 线片

    B. 右膝关节 MRI 片

    C. 右膝关节关节镜检查

    D. 右膝关节麦氏试验

    E. 右膝关节研磨试验

    F. 右膝关节侧方挤压试验

    G. 右膝关节造影

77. 该患者可能是什么疾病〔提示：麦氏试验（＋），研磨试验（＋），侧方挤压试验（＋）；X 线未见明显异常〕

    A. 右膝关节半月板损伤

    B. 右膝关节骨关节炎

    C. 右胫骨平台骨折

    D. 右膝侧副韧带损伤

    E. 右膝部滑囊炎

    F. 右膝髌骨软化症

    G. 右膝关节游离体

    H. 右膝交叉韧带断裂

78. 对半月板损伤最可靠的检查是

    A. 膝关节正侧位 X 线片

B. 膝关节 MRI 片

C. 膝关节关节镜检查

D. 膝关节麦氏试验

E. 膝关节研磨试验

F. 膝关节侧方挤压试验

G. 膝关节造影

79. 半月板损伤的类型有

A. 半月板边缘破裂

B. 半月板"桶柄状"破裂

C. 半月板横行破裂

D. 半月板前角破裂

E. 半月板后角破裂

F. 半月板瓣状破裂

80. 半月板手术的并发症有哪些

A. 关节积液

B. 关节积血

C. 关节感染

D. 关节不稳定和疼痛

E. 神经疼痛

**(81~87 题共用题干)**

病历摘要：患者×××，男性，65岁，因车祸致伤左小腿后肿胀、活动受限、疼痛 2 小时。查体：左小腿上端肿胀，触痛（+），触及骨擦音；左足伸踇、伸趾功能正常，足背动脉搏动正常。

81. 该患者的正确诊断为（提示：该患者 X 线片如图）

A. 左胫骨平台粉碎性骨折，左腓骨上段骨折

B. 左胫腓骨上段粉碎性骨折

C. 左胫骨中段骨折

D. 左胫骨上段病理骨折

E. 左胫骨下段粉碎性骨折

82. 关于胫骨平台骨折的分型，以下叙述哪些是正确的

A. Ⅰ型：外侧平台劈裂骨折，无关节面塌陷。多发生于年轻人。骨折移位时常伴有外侧半月板撕裂，或向四周移位或半月板嵌入骨折间隙

B. Ⅱ型：外侧平台劈裂，关节面塌陷，多发生于 40 岁以上的患者

C. Ⅲ型：外侧平台单纯压缩骨折

D. Ⅳ型：胫骨内侧平台骨折，多由中等至高能量暴力致伤，常合并膝关节脱位、血管损伤，因此需仔细检查

E. Ⅴ型：单侧平台骨折，低能量暴力损伤所致

83. 关于胫骨髁骨折给膝关节功能造成的后果，下列叙述哪些是正确的

A. 单侧髁骨折下陷，致膝关节向该侧倾斜，为外翻或内翻畸形

B. 髁骨折劈裂下陷，使胫平台关节不平滑，继而可发生创伤性关节炎

C. 伴有侧副韧带或交叉韧带损伤以及髁下陷后，导致韧带相对松弛，造成膝关节不稳定

D. 关节内出血，如再加以外固定，出血与髌上囊粘连，使膝关节伸直及屈曲功能发生障碍

E. 膝关节主动、被动活动均受限，不能负重

84. 该患者治疗首选

A. 切开复位+钢板内固定

B. 牵引疗法

C. 手术复位 + 小夹板内固定

D. 手术复位 + 石膏外固定

E. 交锁髓内钉内固定

85. 胫骨平台骨折的并发症有哪些

    A. 膝关节功能障碍

    B. 骨折不愈合

    C. 骨折延迟愈合

    D. 胫前动脉、胫后动脉损伤

    E. 腓深神经损伤

    F. 胫神经损伤

    G. 感染

    H. 膝内翻或外翻畸形

    I. 小腿骨筋膜室综合征

    J. 骨折畸形愈合

86. 关于胫腓骨骨折不连或延迟连接的原因，下列叙述哪些是正确的

    A. 骨软化症、甲状旁腺功能亢进症、梅毒、骨质疏松症均可以影响骨折的愈合

    B. 手法复位粗暴与多次骨折整复

    C. 骨折端固定不完善

    D. 骨折端过度牵引

    E. 肌肉收缩力

    F. 开放性粉碎性骨折

    G. 骨折端对位不良

    H. 骨折端血运障碍

    I. 骨折端感染

    J. 成骨诱导因子缺乏

87. 关于骨折不连的 X 线征，以下叙述哪些是正确的

    A. 骨折端有间隙

    B. 骨折端硬化，骨折面光滑清晰

    C. 骨髓腔封闭

    D. 骨质疏松

    E. 骨痂间无骨小梁形成

    F. 假关节形成

(88~90 题共用题干)

患者，男性，28 岁。因车祸伤致骶髂部疼痛 1 小时来院急诊。平素体健。查体：T 36.5℃，P 110 次/分，R 22 次/分，BP 85/60mmHg。神志清楚，表情淡漠，口唇苍白。头颅、胸腹部检查无异常发现。直肠指检阴性。肛门括约肌收缩有力。右侧腹股沟和骶髂关节处压痛，骨盆挤压 - 分离试验阳性。双下肢感觉、运动、血运均正常。

88. （提示：导尿顺利，尿液清亮，尿常规未查见红细胞。X 线检查显示右侧耻骨上、下支骨折伴骶髂关节完全性脱位，右侧骨盆向上移位 2cm）急诊应重点进行哪项检查项目

    A. 血常规检查

    B. 骨盆 X 线检查

    C. 骨盆 MRI 检查

    D. 导尿和尿常规检查

    E. SEP 检查

    F. DSA 检查

89. （提示：经过在 ICU 快速输注林格液和红细胞悬液，血压稍有上升后又开始下降）目前应该考虑的诊断包括

    A. 骨盆骨折，Tile 分型 A 型

    B. 骨盆骨折，Tile 分型 B 型

    C. 骨盆骨折，Tile 分型 C 型

    D. 失血性休克，重度

    E. 失血性休克，中度

    F. 失血性休克，轻度

90. 目前应该采取的综合救治措施包括

    A. 紧急转入骨科普通病房救治

    B. 继续在 ICU 进行休克复苏

    C. 紧急手术止血

    D. 紧急动脉造影并进行髂内动脉栓塞

    E. 紧急开腹探查

    F. 紧急手术进行骨盆骨折切开复位内固定

G. 紧急进行骨盆外固定支架固定

**(91~100题共用题干)**

患儿，男，5岁，来医院门诊就诊。患儿家属诉自幼发现患儿行走不稳，未引起注意。查体：双下肢不等长，左下肢较对侧短约1cm；左髋关节主动及被动活动均受限。门诊X线片提示：左侧髋关节脱位。

91. 关于先天性髋关节脱位，正确的是
    A. 右侧多于左侧，双侧少于单侧
    B. 右侧多于左侧，双侧多于单侧
    C. 左侧多于右侧，双侧少于单侧
    D. 左侧多于右侧，双侧多于单侧
    E. 左、右侧脱位比例相等
    F. 男性多于女性

92. 下列因素与先天性髋关节脱位的发病无关的是
    A. 遗传因素
    B. 外伤
    C. 原发性髋臼发育不良
    D. 关节囊、韧带松弛
    E. 机械性因素
    F. 感染因素

93. 单纯型先天性髋关节脱位不包括
    A. 髋臼发育不良
    B. 髋关节半脱位
    C. 髋关节脱位
    D. 畸形性髋关节脱位
    E. 髋关节不稳定
    F. 髋关节脱位，股骨头位于髂骨翼部分

94. 下述表现不能提示新生儿和婴幼儿站立前期有髋关节脱位的是
    A. 单侧脱位者，大腿、臀以及腘窝的皮肤皱褶不对称，患侧下肢短缩且轻度外旋
    B. 股动脉搏动减弱
    C. 屈髋90度外旋受限
    D. 患儿不配合检查双下肢
    E. 下肢活动障碍

    F. 髋关节外展受限

95. 下述检查不用于髋关节脱位的是
    A. Allis 征
    B. Ortolani 试验
    C. Barlow 试验
    D. Drawer 试验
    E. Trendelenburg 征
    F. 双髋外展试验

96. 正常股骨头位于 Perkin 象限的
    A. 内下象限
    B. 外下象限
    C. 外上象限
    D. 内上象限
    E. 中点处
    F. 外上和外下象限交界处

97. 新生儿髋臼指数正常值为
    A. 10°~15°        B. 15°左右
    C. 15°~20°        D. 20°~25°
    E. 25°~30°        F. 30°~40°

98. 下列骨盆正位 X 线测量不用于诊断髋关节脱位的是
    A. CE 角          B. Carrying 角
    C. Shenton 线     D. Sharp 角
    E. 髋臼角          F. Calve 线

99. 适用于本病例患儿髋关节脱位的常见手术方式不包括
    A. Salter 骨盆截骨术
    B. Pemberton 环髋臼截骨术
    C. 蛙式石膏外固定术
    D. Chiari 骨盆内移截骨术
    E. 切开复位关节囊成形术
    F. 髋臼造盖术

100. 髋关节脱位截骨术后患者一般采用髋人字石膏固定，术后固定时间一般为
    A. 2 周           B. 4 周
    C. 6 周           D. 8 周
    E. 10 周          F. 12 周

# 全真模拟试卷（三）

一、单选题：每道试题由1个题干和5个备选答案组成，题干在前，选项在后。选项A、B、C、D、E中只有1个为正确答案，其余均为干扰选项。

1. 骨折体征中，下列哪项是错误的
   A. 疼痛、肿胀　　　B. 反常活动
   C. 畸形　　　　　　D. 弹性固定
   E. 骨擦音

2. NEER的肱骨近端四部分骨折分型中，移位的标准是
   A. 骨折块相对肱骨头移位 > 0.5 cm 或成角 > 30°
   B. 骨折块相对肱骨头移位 > 0.5 cm 或成角 > 45°
   C. 骨折块相对肱骨头移位 > 1.0 cm 或成角 > 30°
   D. 骨折块相对肱骨头移位 > 1.0 cm 或成角 > 45°
   E. 骨折块相对肱骨头移位 > 1.0 cm 或成角 > 35°

3. 有关踝关节骨折治疗中错误的是
   A. 骨折解剖对位
   B. 踝穴不宜过大或过小
   C. 内固定坚强
   D. 反复整复，争取闭合复位，以免手术
   E. 早期功能锻炼

4. 肩袖损伤与肩周炎在临床表现中最重要的鉴别依据是
   A. 夜间痛　　　　　B. 主动活动受限
   C. 被动活动受限　　D. 无力
   E. 麻木

5. 跟腱断裂的诊断依据，不包括
   A. 患足单独站立时，足跟不能离开地面
   B. 患足感觉异常
   C. 跟腱部可扪及凹陷
   D. 患足背屈范围超过健侧
   E. 在跑跳过程中，突感足跟后部剧痛

6. 一矿工因矿山倒塌，右上肢被压于矿石下2小时，出现右手垂腕、垂指，虎口处感觉减退，电生理检查正常，诊断为桡神经损伤，其损伤类型为
   A. 神经断裂　　　　B. 神经失用
   C. 神经刺激　　　　D. 神经挫伤
   E. 轴突断裂

7. 以下哪组症状、体征最符合 $L_5 \sim S_1$ 椎间盘突出症的表现
   A. 骶髂部、髋部、大腿、小腿和足外侧疼痛，小腿和足外侧麻木。足踇趾背伸无力。踝反射正常
   B. 骶髂部、髋部、大腿、小腿和足外侧疼痛，小腿和足外侧麻木。足跖屈无力。踝反射减低
   C. 骶髂部、髋部、大腿前外侧、小腿前侧疼痛，小腿前内侧麻木。伸膝无力。膝反射减低
   D. 骶髂部、髋部、大腿前外侧、小腿前侧疼痛，小腿前内侧麻木。足踇趾跖屈无力。踝反射减低
   E. 骶髂部、髋部、大腿、小腿后外侧疼痛，小腿和足背麻木。足背伸无力。踝反射正常

8. 女，26岁，20分钟前右示指末节指腹部被机器切削伤，软组织缺损，指骨外

露，以下处理方法不恰当的是

A. 清创后凡士林纱布覆盖包扎

B. 清创后邻指皮瓣移植

C. 清创后行胸壁或上臂带蒂皮瓣移植

D. 清创后环指岛状皮瓣移植覆盖

E. 清创后短缩缝合创面

9. 下列关于类风湿关节炎的关节外表现，不正确的是

A. 出现低热、乏力、全身酸痛、食欲不振等症状

B. 皮下结节，常见于膝关节周围

C. 眼部病变如干性结膜角膜炎、巩膜炎等

D. 血管炎如手指小动脉炎等

E. 肺部病变，如胸膜炎、肺炎

10. 关于先天性马蹄内翻足的治疗，哪项是正确的

A. Denis – Browne 夹板是最好的治疗方法

B. 1～3 岁应反复多次行手法矫正

C. 手法治疗失败或未经治疗的 3～15 岁患儿，可用软组织松解手术治疗

D. 复位和手术矫正的并发症不常见小腿青枝骨折或踝部骨骺分离

E. 对于 3～15 岁，手法治疗失败或未经治疗的患儿可行三关节融合手术

11. 疲劳性骨折常常发生在下述哪个部位

A. 髌骨上极　　　B. 尺骨鹰嘴

C. 第二、三跖骨　D. 第一趾骨

E. 尺骨下段

12. 骨筋膜室综合征常见的原因中，不正确的是

A. 软组织严重挫伤及挤压伤

B. 四肢骨折时小夹板包扎过紧

C. 肢体严重的局部压迫

D. 小腿的剧烈运动

E. 开放性骨折所致的大量出血

13. 如果在急性骨髓炎患者骨膜下穿刺抽出脓液，最重要的治疗是

A. 联合应用大剂量有效抗生素

B. 用清热解毒的中药

C. 骨皮质开窗引流

D. 局部石膏托固定

E. 降温、补液及少量多次输血

14. 对关节活动度的检查，下列错误的是

A. 肘关节伸直位为中立位 0°

B. 膝关节伸直位为中立位 0°

C. 足外缘与小腿垂直为踝关节伸直 90°位

D. 腕关节伸直位为中立位 0°

E. 手指各关节完全伸直为中立位 0°

15. 伸直型肱骨髁上骨折的断端最常见的移位方向是

A. 近折端向后移位

B. 远折端向上移位

C. 远折端向前移位

D. 近折端向桡侧移位

E. 近折端向尺侧移位

16. 高处坠落致脊髓损伤后，以下检查最能准确地确定脊髓损伤的部位与程度的是

A. 检查有无病理反射

B. 检查感觉与运动

C. 检查肢体的温度

D. MRI 检查

E. X 线平片

17. 在踝部骨折脱位中，不正确的是

A. 旋后－内收型骨折无下胫腓分离

B. 旋前－外展型骨折有下胫腓分离

C. Dupuytren 骨折属旋前－外展型骨折

D. 旋前－外旋型骨折无下胫腓分离

E. 旋后－外旋型骨折脱位Ⅰ度称为 Tillaux 骨折

18. 目前临床应用最广泛的骨骺损伤分类方法是
    A. Salter – Harris 分类方法
    B. Foucher 分类方法
    C. Poland 分类方法
    D. Ogden 分类方法
    E. Peterson 分类方法

19. 女性，83 岁。糖尿病患者，股骨颈头下型骨折，拟选择人工股骨头置换术治疗。主要的理由是
    A. 采用内固定治疗，常常导致失败
    B. 一般情况下，人工股骨头置换手术时间比全髋置换短，对患者打击轻，更安全
    C. 对老年股骨颈头下型骨折，不宜做全髋置换
    D. 人工股骨头比全髋价格低
    E. 不适宜做牵引治疗

20. 臂丛神经的组成为
    A. 颈 1～7 神经
    B. 颈 4～7 神经
    C. 颈 5～8 神经
    D. 颈 4～胸 1 神经
    E. 颈 5～胸 1 神经

21. 下列哪项检查常用于周围神经损伤的诊断与修复水平的判断
    A. Tinel 征          B. Thomas 征
    C. 示指指鼻试验    D. Hoffmann 征
    E. 腹壁反射

22. 男性，30 岁。车祸致右小腿胫腓骨骨折。入院行闭合复位石膏外固定，3 个月后去除外固定。复查 X 线片见骨折已经愈合。但经 4 周功能锻炼，膝关节功能恢复不佳。可能的原因是
    A. 关节僵硬          B. 创伤性关节炎
    C. 损伤性骨化        D. 缺血性骨坏死
    E. 缺血性肌挛缩

23. 关于肱骨外上髁炎，治疗和预防复发的基本原则是
    A. 手腕、肘关节石膏托外固定
    B. 及时治疗
    C. 反复多次注射醋酸泼尼松龙
    D. 限制握拳及伸腕动作
    E. 限制屈腕动作

24. 下述不属于桡骨头半脱位发病因素的是
    A. 桡骨头未发育好
    B. 环状韧带薄弱
    C. 患肢前臂受牵引力后，桡骨头向远端滑移
    D. 环状韧带卡压在肱桡关节内
    E. 前臂旋转外力

25. 关于尤因肉瘤的临床治疗，下列叙述错误的是
    A. 对放疗不敏感
    B. 主要采取综合性治疗
    C. 化疗有效
    D. 因易早期转移，单独应用放疗或化疗的远期疗效差
    E. 根据患者情况和手术适应证，手术可采取保肢或截肢的方法

二、多选题：每道试题由 1 个题干和 5 个备选答案组成，题干在前，选项在后。选项 A、B、C、D、E 中至少有 2 个正确答案。

26. 有关髋臼角的论述，下列哪些说法是正确的
    A. 股骨头中心点与髋臼外缘之间的连线与通过股骨头中心的身体纵轴线之间的夹角为髋臼角
    B. 髋臼角亦称髋臼指数，如大于30°应怀疑有先天性髋脱位或髋臼发育不良
    C. 通过髋臼软骨中心画一连线，再从髋臼软骨中心与髋臼外侧上缘最突

出点连一直线，两者的夹角即为髋臼角

    D. 凡髋臼角大于30°者，说明髋臼窝较浅，即使股骨头的骨化中心仍在髋臼内，日后仍有脱位的可能

    E. 以上都是错误的

27. 术中即时三维导航的优点包括

    A. 提供三维信息

    B. 适于经皮微创手术

    C. 可进行术中设计

    D. 价格低廉

    E. 不需要手动注册

28. 以下说法正确的有

    A. 胸大肌锁骨部代表颈5、颈6神经根

    B. 胸大肌锁骨部代表颈8、胸1神经根

    C. 胸大肌胸肋部代表颈5、颈6神经根

    D. 胸大肌胸肋部代表颈8、胸1神经根

    E. 背阔肌代表颈7神经根

29. 关于骨肉瘤的血生化检查，正确的有

    A. 血生化检查可以作为观察病情转归的重要参考指标

    B. 临床大部分骨肉瘤患者碱性磷酸酶升高

    C. 在手术和化疗后碱性磷酸酶明显下降

    D. 骨肉瘤复发时，碱性磷酸酶将不会再升高

    E. 溶骨性和成骨性骨肉瘤碱性磷酸酶均可升高

30. 关节僵硬的主要原因有

    A. 关节内骨折未准确复位

    B. 关节软骨骨化

    C. 关节内、外组织发生纤维粘连

    D. 关节附近软组织广泛骨化

    E. 关节囊及周围肌肉挛缩

31. 胸椎后纵韧带骨化的手术治疗原则，不正确的是

    A. 超过3个节段的OPLL适合侧前方入路手术

    B. 小于3个节段的OPLL首选后路椎管后壁切除术

    C. 合并OLF的短节段的OPLL可行前方－后方联合手术进行减压

    D. 单一节段的OPLL可行侧前方椎体次全切除、OPLL切除减压术

    E. 上胸椎OPLL合并颈椎OPLL、椎管狭窄时，可一期行后路颈椎椎管扩大和上胸椎椎管后壁切除术

32. 以下哪几项构成组织修复过程中的肉芽组织

    A. 内皮细胞    B. 凝血块

    C. 成纤维细胞    D. 脱落的细胞

    E. 新生血管

33. 对截瘫患者应积极处理，防止并发症压疮发生，下列哪几项是正确的

    A. 床褥平软，及时料理，保持皮肤清洁干燥

    B. 每2小时翻身一次；夜间可适当减少次数，保证患者休息

    C. 对骨隆突部位用软垫或气枕垫好，每日用50%乙醇擦洗、滑石粉按摩

    D. 对已发生深在的压疮要及时剪去坏死组织，勤换敷料

    E. 待炎症控制、肉芽新鲜时，做转移皮瓣缝合

34. 脊柱骨折脱位引起脊髓损伤，可发生在

    A. 颈椎    B. 胸椎

    C. 下腰椎    D. 骶椎

    E. 上腰椎

35. 通过腕管的结构有
    A. 指浅屈肌腱　　B. 指深屈肌腱
    C. 拇长屈肌腱　　D. 正中神经
    E. 有 9 条肌腱、1 条神经

36. 静脉危象的表现为
    A. 皮色青紫
    B. 指腹肿胀
    C. 毛细血管回流加快
    D. 动脉搏动良好
    E. 皮温增高

37. 肩关节的旋转肌肩袖由以下哪些肌腱组成
    A. 大圆肌　　　　B. 小圆肌
    C. 冈上肌　　　　D. 冈下肌
    E. 肩胛下肌

38. 先天性髋关节脱位手术治疗后再脱位的原因是
    A. 术前牵引不够，股骨头未达到骨盆水平线以下
    B. 前倾角过大
    C. 挛缩的软组织松解不够
    D. 手术术式不正确
    E. 关节囊缝合不够紧密

39. 下列哪种损伤可导致前臂 Volkmann 缺血性肌挛缩
    A. 肱骨髁上粉碎性骨折移位
    B. 桡骨头半脱位
    C. 肘关节脱位
    D. 前臂骨折小夹板固定过紧
    E. Colles 骨折

40. 先天性髋关节脱位的治疗，可能的并发症有
    A. 股骨头缺血性坏死
    B. 再脱位
    C. 骨折
    D. 神经损伤

E. 术后关节僵硬或强直

41. Harrington 手术治疗特发性脊柱侧凸的适应证为
    A. 主凸角度 >40°，主凸的顶点在第 10 胸椎以上
    B. 年龄 10 ~ 18 岁
    C. 年龄小于 10 岁
    D. 主凸角度 >70°，术前采用石膏或牵引矫形
    E. 主凸角度在 40° ~ 70° 的特发性脊柱侧凸

42. 关于Ⅳ度椎体脱位的描述，正确的有
    A. 侧位 X 线片示脱位程度大于椎体前后径的 3/4
    B. 正位 X 线片示脱位程度大于椎体左右径的 3/4
    C. 侧位 X 线片示椎体完全错开
    D. 正位 X 线片示椎体完全错开
    E. 若 X 线片示椎体不完全错开，须考虑合并神经损伤

43. 颈椎间盘 - 韧带复合体包括的结构有
    A. 椎间盘　　　　B. 前、后纵韧带
    C. 黄韧带　　　　D. 棘间韧带
    E. 关节囊

44. 关于腰椎滑脱，下列正确的有
    A. 崩裂性滑脱好发于腰 5 的椎弓峡部
    B. 退变性滑脱最常出现的节段为 $L_{4 \sim 5}$
    C. 腰椎滑脱一般均有明显症状，需手术治疗
    D. 峡部裂性滑脱最常见的致压原因是峡部的纤维软骨
    E. 男性多于女性

45. 1 岁以内的幼儿先天性马蹄内翻足的治疗方法包括
    A. 石膏固定于矫正位
    B. 三关节融合术

C. 手法按摩矫正

D. 胶布固定于矫正位

E. 每 10 天左右重复一次按摩矫正

三、共用题干单选题：叙述一个以单一病人或家庭为中心的临床情景，提出 2~6 个相互独立的问题，问题可随病情的发展逐步增加部分新信息，每个问题只有 1 个正确答案，以考查临床综合能力。答题过程是不可逆的，即进入下一问后不能再返回修改所有前面的答案。

（46~48 题共用题干）

男性，30 岁，从事驾驶员工作 5 年。近 3 年反复发作腰痛，放射到右足跟部。腰椎 CT 提示腰骶椎间盘突向右后方，压迫神经根。

46. 以下体征中哪一项与该诊断不相符合

A. 腰 5~骶 1 棘突间压痛，向右下肢放射

B. 右下肢直腿抬高试验阳性，加强试验阳性

C. 右踝反射明显减弱

D. 右足外侧外踝部皮肤感觉减退

E. 右踇趾背伸肌力下降

47. 发病后脊柱变形，应该是

A. 后凸　　　　　B. 前凸

C. 侧凸　　　　　D. 生理曲度增大

E. "S" 型弯曲

48. 最适合的治疗方案为

A. 骨盆牵引

B. 药物治疗

C. 经皮穿刺椎间盘镜髓核摘除术

D. 腰 5~骶 1 右侧椎板开窗减压、髓核摘除

E. 腰 5~骶 1 全椎板切除、髓核摘除

（49~51 题共用题干）

女性，60 岁，跌倒时左前臂旋前，腕背伸，手掌着地。

49. 查体见左腕如图示畸形，关节肿胀、功能障碍。最可能的诊断和合适的处理是

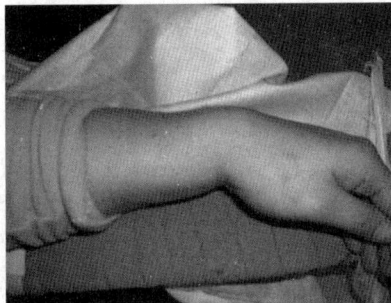

A. 屈曲型桡骨下端骨折，手法复位外固定

B. 屈曲型桡骨下端骨折，切开复位内固定

C. 伸直型桡骨下端骨折，手法复位外固定

D. 伸直型桡骨下端骨折，切开复位内固定

E. 尺桡骨下端双骨折，切开复位内固定

50. 行手法复位石膏固定，应维持在哪种位置

A. 腕关节功能位

B. 腕关节背屈桡偏位

C. 腕关节背屈尺偏位

D. 腕关节掌屈桡偏位

E. 腕关节掌屈尺偏位

51. 该患者经急症处理后，随访观察过程中正确的处理是

A. 积极锻炼肩、肘、手指活动，直至骨折愈合

B. 待患肢肿胀消退后改用塑料支具固定

C. 固定 2 周后，去固定，开始腕关节活动锻炼，并逐渐进行前臂旋转活动

D. 石膏固定 2 周后改用夹板固定，开

始腕部康复治疗

E. 使用石膏将复位满意的前臂固定，抬高患肢，手指伸屈锻炼活动，2周左右更换中立位，石膏固定维持至4~6周

（52~53题共用题干）

6岁男孩，摔倒时左手撑地，即出现左肘部疼痛、肿胀，桡动脉搏动减弱。

52. 伤后有垂腕表现，可能是

　　A. 伸腕肌损伤　　B. 正中神经损伤

　　C. 桡神经损伤　　D. 尺神经损伤

　　E. 缺血性肌挛缩

53. 最可能的诊断是

　　A. 桡骨头半脱位　　B. 桡骨头骨折

　　C. 肱骨髁上骨折　　D. 肱骨干骨折

　　E. 尺骨鹰嘴骨折

（54~56题共用题干）

女性，45岁，右侧颈肩痛时轻时重已1年余；近1周加重，并向右上肢放射，有夜间痛。体检：右肩活动受限，上举、外展时较明显，肩前部压痛，右手4~5指感觉减退。

54. 该患者的临床诊断应是

　　A. 肩周炎

　　B. 颈椎病

　　C. 腕管综合征

　　D. 胸廓出口综合征

　　E. 后纵韧带骨化症

55. 最有意义的辅助检查是

　　A. X线摄片检查　　B. MRI检查

　　C. 肌电图测定　　D. 椎动脉造影

　　E. 放射性核素检查

56. 采用何种治疗较适宜

　　A. 手术治疗　　B. 针灸、理疗

　　C. 推拿按摩等　　D. 自我锻炼

　　E. 牵引、颈托加口服抗炎止痛药

（57~59题共用题干）

女性，50岁。因弯腰拾物时突发腰痛伴左下肢放射痛。既往有反复发作的腰痛病史。查体：腰椎轻度侧弯，腰4~5椎间隙左侧旁开1.5cm压痛并向下肢放射，左下肢皮肤感觉同右侧无异常，左下肢直腿抬高试验（＋）。

57. 首先考虑的疾病是

　　A. 腰椎原发性肿瘤

　　B. 腰椎间盘突出症

　　C. 腰椎管狭窄症

　　D. 腰肌劳损

　　E. 第三腰椎横突综合征

58. 对确诊疾病最有价值的辅助检查方法是

　　A. 腰椎MRI检查

　　B. 腰椎X线片检查

　　C. 腰椎B超

　　D. 双下肢肌电图检查

　　E. 脊髓造影

59. 该患者下肢最可能出现感觉异常的部位是

　　A. 小腿外侧及足背

　　B. 股前侧

　　C. 小腿前内侧

　　D. 小腿后侧及足底

　　E. 臀部及股后侧

（60~65题共用题干）

患者，男，28岁。骑自行车不慎摔倒跌伤右大腿。大腿中段可见皮肤破损，创面大量渗血，受伤部位剧痛。急救人员到达时患者平卧于地面，且面色苍白、呼吸困难。

60. 该患者应首先检查哪项

　　A. 生命体征

　　B. 诊断性腹腔穿刺

C. 检查有无血尿

D. 右大腿有无皮肤破损

E. 右股骨下端有无反常活动

61. 该患者诊断为右股骨干螺旋形骨折，生命体征尚平稳，但出现右足背动脉搏动弱，足发凉、色苍白。此时应采取哪种治疗
    A. 继续观察
    B. 手法复位，夹板固定
    C. 手法复位，外固定架固定
    D. 手术探查血管后，外固定架固定
    E. 切开复位，内固定加探查血管

62. 急救的首要任务是
    A. 立即去除坏死的皮肤组织
    B. 开放静脉通路和支持
    C. 包扎和止血
    D. 给予抗菌药物
    E. 复位与固定

63. 急诊室经输液后血压较低，未发现其他失血来源，X 线片证实为股骨中段骨折。患者的失血量至少为
    A. 200ml      B. 1000ml
    C. 700ml      D. 2000ml
    E. 800ml

64. 急诊室经清创缝合，发现创口污染较轻，理想的治疗方法是
    A. 保守治疗
    B. 不用治疗，等待患者自愈
    C. 皮肤牵引
    D. 胫骨结节牵引
    E. 髓内钉固定

65. 术后 4 个月复查，见断端骨折线清晰，无骨痂形成。进一步的处理是
    A. 断端切开植骨
    B. 继续观察，无需处理
    C. 髓内钉动力化
    D. 皮肤牵引
    E. 截肢

四、案例分析题：每道案例分析题有 3 ~ 12 问。每问的备选答案至少 5 个，最多 12 个，正确答案及错误答案的个数不定。考生每选对一个正确答案给 1 个得分点，选错一个扣 1 个得分点，直至扣至本问得分为 0，即不含得负分。案例分析题的答题过程是不可逆的，即进入下一问后不能再返回修改所有前面的答案。

(66 ~ 68 题共用题干)

患儿，男，8 岁，足月产，有窒息史，出生体重3.5kg，1.5 岁开始扶墙站立，2 岁可行走。查体：患者发育落后，体重 16kg；双下肢僵硬，肌力 3 级，尖足，剪刀步态；双侧髋内收肌挛缩、腘绳肌挛缩。家族史无异常。

66. 为明确诊断，可以进行的影像学检查是
    A. 胸段 MRI      B. 颅脑 MRI
    C. 颅脑 X 线片    D. 颈段 MRI
    E. 腰段 MRI      F. 颅脑 CT

67. 患者应该进行的治疗是
    A. SPR 手术      B. 下肢矫形术
    C. 康复训练      D. 针灸
    E. 注射肉毒毒素   F. 注射脑活素

68. 选择性脊神经后根切断术的范围包括
    A. $L_2$        B. $L_3$
    C. $L_4$        D. $L_5$
    E. $S_1$        F. $S_2$

(69 ~ 73 题共用题干)

患者，女，60 岁，雪天不慎摔倒后右前臂旋前，腕关节背伸，手掌撑地，右腕疼痛、肿胀、畸形、不能活动，急诊 X 线检查示右桡骨远端骨折。

69. 正确的诊断是（提示：X 线片骨折未涉及桡骨的腕关节面）
    A. Monteggia 骨折  B. Colles 骨折

C. Smith 骨折　　D. Galeazzi 骨折

E. Barton 骨折

70. 急诊手法复位石膏固定的位置和范围是（提示：X 线片确定上述诊断）

A. 功能位

B. 掌屈桡偏位　　C. 掌屈尺偏位

D. 中立位　　　　E. 背伸尺偏位

F. 前臂上 1/3 至指尖

G. 前臂上 1/3 至掌横纹

H. 前臂下 1/3 至掌横纹

71. 经手法复位、石膏固定 2 周后，应维持的腕关节固定姿势是

A. 功能位　　　　B. 掌屈桡偏位

C. 掌屈尺偏位　　D. 中立位

E. 背伸尺偏位

72. 下列关于桡骨远端骨折的说法，错误的是

A. 桡骨远端关节面 3cm 以内的骨折

B. 桡骨远端关节面掌倾角 5°~10°

C. 桡骨远端关节面尺倾角 20°~25°

D. 桡骨茎突位于尺骨茎突平面以远 1.0~1.5cm

E. 桡骨远端不参与腕骨近侧列形成腕关节

73. 常见的并发症包括

A. 关节强直

B. 关节僵硬

C. 骨折延迟愈合或不愈合

D. 桡骨缺血性坏死

E. 前臂旋转功能障碍

F. 感染

G. 畸形愈合

H. 神经损伤

（74~76 题共用题干）

患者，女，82 岁，外伤后出现左肩疼痛、肿胀，伴有肩部活动障碍，肘关节及腕关节活动正常。

74. 来院急诊就诊后需要进行的初步检查是

A. 肩关节正位、轴位及肩胛骨切线位 X 线摄片

B. 肩关节 CT 平扫

C. 肩关节 MRI

D. 肩关节造影

E. 肩关节核素扫描

75. 该患者的初步处理，正确的是（提示：经检查后发现患者为左侧肱骨近端 Neer 三部分骨折脱位，伴有明显骨质疏松。有糖尿病病史，急查血糖 10mmol/L）

A. 三角巾悬吊，药物治疗骨质疏松和高血糖

B. 检查腋神经功能，麻醉下尝试闭合复位

C. 急诊切开复位内固定

D. 急诊人工肱骨头置换术

E. 克氏针直接固定

76. 该患者复位失败，最佳治疗为

A. 急诊进行骨折复位，钢板内固定

B. 调整血糖，择期行切开复位内固定术

C. 调整血糖，择期行肱骨头摘除术

D. 调整血糖，择期行肱骨头置换术

E. 急诊行肱骨头置换术

（77~80 题共用题干）

患者，男，14 岁，因"反复骨折 10 年"入院，患儿自幼在负重、挤压、摔倒后易出现骨折，曾予补钙、骨折固定等对症治疗，但骨折仍反复发生。体格检查：身高 165cm，体重 56kg，头颅畸形，巩膜蓝色，牙齿排列整齐紧密，听力正常，胸廓无畸形，心、肺无异常，脊柱无侧弯。实验室检查：血清碱性磷酸酶 475U/L；血电

解质：钙 2.41mmol/L，磷 1.64mmol/L，24h 尿钙 2.5mmol。腰椎双能 X 线骨密度检测：正位腰椎骨质疏松，T－score：－2.61。

77. 该患者可能的诊断为
   A. 骨质疏松症
   B. 佝偻病
   C. 成骨不全症
   D. 软骨发育不全
   E. 骨肉瘤

78. 诊断依据为
   A. 反复骨折
   B. 蓝色巩膜
   C. 头颅畸形
   D. 血清碱性磷酸酶 475U/L
   E. 腰椎双能 X 线骨密度检测：正位腰椎骨质疏松

79. 为了进一步确定其病因，应进行的检查是
   A. MRI 检查
   B. CT 检查
   C. 超声检查
   D. COL1A1 和 COL1A2 基因分析
   E. 血清碱性磷酸酶值
   F. 双能 X 线骨密度检测

80. 治疗该病的常用药物有
   A. 双膦酸盐类
   B. 钙剂
   C. 人生长激素
   D. 降钙素
   E. 糖皮质激素

（81～86 题共用题干）

患者，女性，32 岁。被重物砸伤腰背部 1 小时后送至医院，腰背部疼痛，双下肢不能活动。查体：T 38.5℃，P 120/分，R 30 次/分，BP 100/70mmHg，胸腰结合部皮肤青紫，局部有压痛及叩击痛，左肾区有叩痛。双下肢肌力 0 级，深、浅感觉均丧失，鞍区感觉丧失。

81. 诊断时应考虑
   A. 左肾挫裂伤
   B. 肋骨骨折
   C. 骨盆骨折
   D. 双下肢骨折
   E. 脊柱骨折伴脊髓损伤
   F. 颅脑损伤

82. 应进行的检查包括
   A. B 超
   B. 腹腔穿刺
   C. 心电图
   D. 肾脏 CT
   E. X 线片
   F. 脑脊液检查
   G. 脊柱 CT

83. 提示：CT 示 $T_{12}$ 椎体爆裂骨折，椎体压缩 1/2，椎管占位 60%。正确的处理是
   A. 病情稳定后行手术减压，脊柱内固定术
   B. 两点法过伸复位，石膏背心固定
   C. 病情稳定后行椎板切除，椎管减压术
   D. 甲泼尼龙冲击治疗
   E. 维持患者收缩压高于 90mmHg
   F. 手法复位
   G. 颅骨牵引和脱水药物治疗

84. 提示：手术治疗 3 天后，截瘫恢复不理想，患者发热，体温 38℃，感腹胀。复查血常规：白细胞总数 $18.0 \times 10^9$/L，中性粒细胞分类 87%，血红蛋白 90g/L，红细胞比容 0.20。此时需要注意的并发症包括
   A. 腹主动脉损伤
   B. 内固定断裂
   C. 硬膜外粘连
   D. 压疮
   E. 伤口感染
   F. 肺部感染
   G. 椎管内进行性活动性出血
   H. 术后肠梗阻

85. 若患者术后 10 天引流管及伤口周围持续有分泌物流出，分泌物培养提示手

术伤口深部感染，则处理措施为

A. 先不处理伤口以保留植骨和金属内固定物，予抗生素治疗

B. 在筋膜深部放置冲洗和引流管，全层伤口严密缝合

C. 根据药敏试验选择恰当的抗生素

D. 至少每天更换1次伤口敷料

E. 若感染无法控制则去除金属内固定物和植骨以帮助消除感染

F. 立即积极灌洗和清创

86. 手术1个月后病情改善，双下肢肌力已经恢复至3级以上，此时应采取的治疗方法包括

A. 延长脱水药物以及激素的使用时间

B. 理疗以及功能锻炼

C. 行选择性神经后根切断术

D. 再次手术减压并扩大神经根管

E. 积极防治可能出现的并发症

F. 给予神经营养药物

(87~93题共用题干)

患者，女性，35岁。因"双手麻木伴双下肢活动欠灵活3月余"入院。患者3个月前无明显诱因出现双手麻木、无力，持物不稳，手指不灵活，以右手为著，伴行走不稳。专科查体：步入病房，轻度跛行步态。颈部轻度侧弯，活动轻度受限，右前臂及手部各肌肌力均3~4级。感觉减退区域：右上肢自颈4平面以下感觉减退。神经反射：双上肢腱反射无异常；Hoffmann征右/左 = （＋）／（＋），Babinski 征右/左 = （－）／（－），踝阵挛右/左 = （＋）／（＋）。

87. 根据以上资料，考虑该患者可能患有以下哪些疾病

A. 脑梗死

B. 颈椎病

C. 腰椎间盘突出症

D. 先天性肌性斜颈

E. 颈椎先天性畸形

F. 脑脊膜膨出

G. 前斜角肌综合征

H. 颈椎椎管内肿瘤

88. 为明确诊断，该患者还应该进行哪些检查

A. 颈椎正侧位、双斜位、过伸－过屈位 X 线片

B. 常规腰椎正侧位、双斜位 X 线片

C. 腰椎 CT 扫描

D. 颈椎椎管内造影

E. 腰椎椎管内造影

F. 颈椎磁共振检查

G. 颈椎 CT 扫描

H. 听力检查

89. 提示：颈椎正位、双斜位、过伸－过屈位 X 线片及颈椎磁共振如下图。根据检查结果，患者的诊断是什么疾病

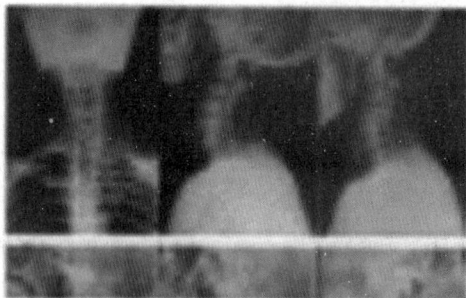

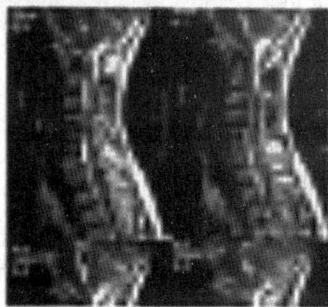

A. 脑梗死

B. 脊髓型颈椎病

C. 腰椎间盘突出症

D. 先天性肌性斜颈

E. 颈椎先天性畸形（颈 6~7 椎体分节不全）

F. 脑脊膜膨出

G. 前斜角肌综合征

H. 颈椎椎管内肿瘤

I. 脊髓空洞症

J. 神经根型颈椎病

90. 对于该病例，下列哪些治疗措施建议是正确的

A. 颈围制动

B. 针灸、推拿按摩

C. 术前气管推移训练

D. 三维牵引椎间盘复位

E. 椎管内灭菌生理盐水冲洗，麻醉药及抗炎药物封闭

F. 使用甘露醇脱水减轻神经根水肿

G. 胶原酶溶核介入治疗

H. 经皮穿刺颈椎椎间盘切吸术

I. 椎间盘镜颈椎椎间盘切除术

J. 颈椎前路颈 3~4、颈 4~5 钻洞椎间盘切除减压，植骨融合，颈椎前路钢板内固定术

91. 下列哪种术后处理措施是正确的

A. 不用放置切口内引流

B. 切口内需放置引流

C. 术后无需颈围制动

D. 术后使用止血药物 1 周

E. 术后卧床 1 月

F. 术后常规使用 20% 甘露醇及地塞米松 10 天防止脊髓水肿

92. 颈椎前路手术常见术后并发症有哪些

A. 脊髓及神经根损伤

B. 椎动脉损伤

C. 喉上神经损伤

D. 喉返神经损伤

E. 伤口内血肿形成

F. 呼吸道炎症反应及感染

G. 食管损伤

H. 椎板骨折

93. 关于颈椎解剖及生理特点，下列哪些描述是正确的

A. 颈椎有 7 个椎间盘

B. 椎间盘损伤后可自行修复

C. 脊髓型颈椎病上肢的感觉与运动障碍一般早于下肢的感觉与运动障碍

D. 颈脊髓膨大部位于颈髓 3~5 节段

E. 在颈枕部后路显露寰椎后弓超过中线 1.5cm 时易损伤椎动脉

F. 颈神经有 8 对

（94~97 题共用题干）

患者，女性，20 岁。因车祸致伤骨盆部，阴道大量流血 30 分钟。查体：神清，BP 60/40mmHg，P 150 次/分。骨盆 X 线平片示：骨盆耻骨支骨折，耻骨联合分离。

94. 目前该患者的正确处理是

A. 补液、输血、抗休克

B. 送手术室准备手术

C. 保守疗法

D. 骨折复位

E. 腹部 CT 检查

F. 止血治疗

95. 骨盆骨折的并发症为

A. 低血容量性休克

B. 直肠肛管损伤及女性生殖道损伤

C. 神经损伤

D. 血管损伤

E. 腹部脏器损伤

F. 感染性休克

96. 骨盆骨折的分型为

A. 压缩型　　B. 分离型

C. 垂直型　　D. 混合型

E. 中间型　　F. 水平型

97. 不稳定性骨盆骨折包含以下哪几类
    A. 骶髂关节脱位
    B. 骶髂关节韧带损伤
    C. 髂骨翼后部直线骨折
    D. 骶孔直线骨折
    E. 骶骨骨折
    F. 髂骨翼裂隙骨折

(98~100题共用题干)

男性，25岁。1年前打篮球"三步上篮"时扭伤左膝，X线片未见骨折表现，当地医师以创伤性滑膜炎采取保守治疗。现在能正常行走，但不能像以前那样从事运动。

98. 体格检查前还需要追问的病史是（提示：患者述受伤当时有关节错动感）
    A. 关节当时是否出现明显肿胀、积液
    B. 关节积液消退的时间
    C. 受伤当时能否继续活动或行走
    D. 关节当时是否有屈伸受限
    E. 现在能否做急停、急转动作
    F. 现在能否快步下楼梯
    G. 现在关节有无交锁
    H. 现在关节活动后能否出现关节腔积液

99. 根据已有的体格检查结果应考虑的疾病有（提示：恐惧试验阴性，内翻试验及外翻试验阴性，前抽屉试验阳性，后抽屉试验阴性，伸直较健侧受限，内侧关节隙压痛，外侧关节隙无压痛）
    A. 前交叉韧带断裂
    B. 髌骨脱位
    C. 后交叉韧带断裂
    D. 外侧半月板损伤
    E. 内侧副韧带断裂
    F. 外侧副韧带断裂
    G. 内侧半月板损伤
    H. 髌骨关节软骨损伤

100. 目前需要采取的治疗方式是（提示：再次询问病史，患者诉近2个月反复出现关节交锁）
    A. 切开手术重建韧带
    B. 股四头肌肌力练习
    C. 减少活动量
    D. 石膏固定
    E. 理疗
    F. 关节镜手术重建韧带
    G. 股后群肌肉力量练习

# 全真模拟试卷（四）

一、单选题：每道试题由 **1** 个题干和 **5** 个
  备选答案组成，题干在前，选项在后。
  选项 **A、B、C、D、E** 中只有 **1** 个为
  正确答案，其余均为干扰选项。

1. 股骨颈骨折好发于
   A. 儿童　　　　　B. 青年人
   C. 成年人　　　　D. 老年人
   E. 无年龄差别

2. 男孩，7 岁。外伤致伸直型肱骨髁上骨
   折，经手法复位、石膏外固定 5 小时后
   出现手麻木、主动活动障碍，手发凉。
   此时的治疗应采取
   A. 立即拆除石膏，改用骨牵引治疗
   B. 观察 2 天，视情况采取相应措施
   C. 手术探查
   D. 应用血管扩张剂
   E. 对症处理

3. 尺神经肘下部损伤后出现爪形手畸形的
   机制是
   A. 指深屈肌腱的尺侧半由尺神经供应，
      尺神经损伤后第 3～4 指深屈肌腱功
      能障碍而出现爪形手
   B. 示指及中指不呈爪形，是因为支配
      二指的指深屈肌受正中神经支配
   C. 主要是因为手内肌的损伤，出现掌
      指关节过伸、指间关节屈曲所致
   D. 主要是因为手内肌的损伤，出现掌
      指关节屈曲、指间关节过伸所致
   E. 以上说法均不正确

4. 下述哪项检查为阳性结果即可确诊新生
   儿的先天性髋脱位
   A. Allis 征阳性

   B. Ortolani 试验阳性
   C. Barlow 试验阳性
   D. Telescoping 征阳性
   E. Trendelenburg 试验阳性

5. 骨与关节结核主要继发于
   A. 消化道结核　　　B. 泌尿系结核
   C. 肺结核　　　　　D. 淋巴结核
   E. 胸膜结核

6. 关于先天性髋关节脱位，哪项是正确的
   A. 治疗时间对预后无影响
   B. 治疗越早，效果越佳
   C. 病理改变对治疗效果影响不大
   D. 早期诊断不明，可以半年后再复查
   E. 带蹬吊带法是最好的治疗方法

7. 男性，21 岁，无诱因下腰痛 4 年，右下
   肢放射痛 6 个月，卧床好转后再发 2 个
   月，放射痛自腰部沿右臀部、右大腿后
   侧、右小腿后方至足底外缘。体检痛觉
   减退区位于右小腿后外侧，足外缘及第
   4、5 趾。脊柱检查见腰椎向右侧凸畸
   形，这种畸形最可能的病因是
   A. 先天性　　　　　B. 外伤性
   C. 姿势代偿性　　　D. 特发性
   E. 神经源性

8. 半月板移植的指征不包括
   A. 年龄 20～50 岁
   B. 胫股关节稳定
   C. 下肢力线无偏移、无退变
   D. 膝关节稳定
   E. 出现大量骨赘增生

9. 当小腿骨筋膜室内的压力增高达到多少
   时，可使供应肌肉的小动脉关闭

A. 25mmHg          B. 35mmHg

C. 45mmHg          D. 55mmHg

E. 65mmHg

10. 骨折临床愈合的标准，下列不正确的是
   A. 局部无压痛
   B. 局部无反常活动
   C. 局部无畸形
   D. 局部无纵向叩击痛
   E. X线示骨折线模糊，有连续性骨痂通过

11. 50岁以上髋关节骨关节炎有明显疼痛和运动障碍者，治疗应首选
   A. 关节融合术
   B. 截骨术
   C. 人工关节置换术
   D. 关节清理术
   E. 钻孔减压术

12. 肱骨上1/3骨折，骨折线在三角肌止点以上，远折端移位是由于
   A. 三角肌、喙肱肌、肱二头肌、肱三头肌牵拉
   B. 背阔肌、胸大肌、大圆肌牵拉
   C. 大圆肌、喙肱肌、三角肌牵拉
   D. 胸大肌、三角肌、肱二头肌牵拉
   E. 肱桡肌、肱肌、三角肌、喙肱肌牵拉

13. 下列哪种骨折最容易发生骨筋膜室综合征
   A. 锁骨骨折
   B. 肱骨干骨折
   C. 桡骨远端骨折
   D. 伸直型肱骨髁上骨折
   E. 尺骨上1/3骨折

14. 13岁男性患者，因轻微外伤后感左肱骨上部疼痛、软组织肿胀。X线摄片

见左肱骨上段局限性骨质沿髓腔膨胀性破坏，骨皮质变薄，部分骨皮质不连续。最可能的诊断是

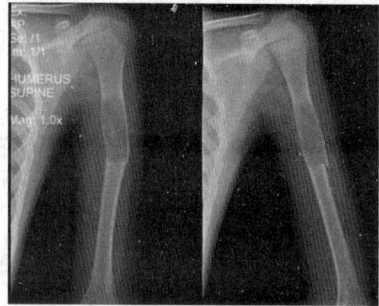

A. 左肱骨骨折
B. 左肱骨骨囊肿伴病理性骨折
C. 左肱骨骨纤维化伴病理性骨折
D. 左肱骨巨细胞瘤伴病理性骨折
E. 左肱骨嗜酸性肉芽肿伴病理性骨折

15. 强直性脊柱炎患者出现足跟痛，常是因为
   A. 跟骨骨刺          B. 足跟滑囊炎
   C. 跟骨骨炎          D. 骨质疏松
   E. 风湿性肌炎

16. 下列不属于骨折并发症范畴的是
   A. 压疮
   B. 缺血性肌挛缩
   C. 缺血性骨坏死
   D. 关节强直
   E. 关节僵硬

17. 骨淋巴管瘤的诊断要点不包括
   A. 患肢疼痛伴有肢体增粗，弥漫性水肿
   B. 淋巴造影显示患肢淋巴回流时间延长，并可见侧支循环和部分性淋巴管堵塞
   C. X线片发现病变呈溶骨性多囊状破坏，皮质膨胀变薄，边界清楚
   D. 常突破骨皮质形成软组织包块
   E. 囊腔穿刺抽出浅黄色液体

18. 缺血性骨坏死最易发生在下列哪种骨折
    A. 月骨骨折　　　B. 手舟骨骨折
    C. 大多角骨骨折　D. 头状骨骨折
    E. 尺骨茎突骨折

19. 治疗成人股骨头缺血性坏死，下列哪项措施应特别强调
    A. 理疗　　　　　B. 非甾体抗炎药
    C. 减少负重　　　D. 高压氧
    E. 扩血管药物

20. 以下哪项不是先天性肌性斜颈的病因
    A. 臀产位，产伤
    B. 子宫内、外感染
    C. 胸锁乳突肌血肿形成
    D. 动静脉血栓
    E. 药物

21. 在治疗肱骨髁上骨折时，最应防止出现的畸形是
    A. 向前成角畸形　B. 肘外翻畸形
    C. 肘内翻畸形　　D. 旋转畸形
    E. 向后成角畸形

22. 肱骨闭合性骨折并发桡神经损伤的处理原则是
    A. 给予大剂量神经营养药物
    B. 处理骨折后观察 2~3 个月
    C. 立即手术探查松解神经
    D. 先手术吻合神经再处理骨折
    E. 物理疗法

23. 医学论著的结构性摘要通常由四部分组成，其中不包括
    A. 方法　　　　　B. 目的
    C. 结果　　　　　D. 引言
    E. 结论

24. 关于腰椎峡部裂的病因，不正确的是
    A. 遗传发育不良
    B. 椎弓化骨核分离

C. 慢性劳损
D. 疲劳骨折
E. 急性腰扭伤

25. 女性，70 岁。右髋摔伤，不能行走，右下肢呈外旋畸形。X 线片见右股骨颈骨折头下型，移位明显。最宜选择的治疗方案是
    A. 皮肤牵引
    B. 骨牵引
    C. 切开复位内固定
    D. 人工股骨头置换术
    E. 全髋关节置换术

二、多选题：每道试题由 1 个题干和 5 个备选答案组成，题干在前，选项在后。选项 A、B、C、D、E 中至少有 2 个正确答案

26. 图中箭头所指的构成

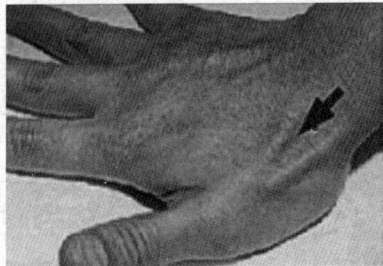

    A. 尺侧为拇长伸肌腱
    B. 近侧为尺骨茎突
    C. 近侧为桡骨茎突
    D. 桡侧为拇长展肌腱
    E. 桡侧为拇短伸肌腱

27. 骨盆坐骨支骨折患者于家中休养 3 日后因发热而入院，诊断盆腔感染。有关其发病机制与诊治措施，正确的是
    A. 因坐骨支骨折刺破直肠形成性开放性骨折
    B. 直肠后多为疏松结缔组织，血运丰富，感染不易扩散且易于治疗
    C. 早期直肠指诊有血是明确诊断的重

要手段

D. 及时清创，修补裂口是预防的关键

E. 若直肠后腹膜撕裂，可进一步发展为腹腔感染

28. 颈椎骨折脱位合并截瘫的严重并发症有

A. 呼吸道感染

B. 心血管系统紊乱

C. 泌尿系统感染

D. 压疮

E. 体温失调

29. 严重创伤后常见的并发症主要有

A. 休克

B. 感染

C. 脂肪栓塞综合征

D. 急性肾衰竭

E. 应激性溃疡

30. 股骨干中下段骨折时，由于肌肉的牵拉，远侧断端移位的方向一般为

A. 外侧　　　　　B. 内侧

C. 上方　　　　　D. 下方

E. 无移位

31. 小夹板固定治疗骨折的优点有

A. 比内固定稳定，骨折愈合快，关节功能恢复好

B. 有效地防止骨折端再发生移位

C. 便于及时进行锻炼，防止关节僵硬

D. 取材方便，操作简单，并发症少

E. 使残余的骨折端侧方移位能进一步矫正

32. 对桡动脉的描述中，正确的是

A. 行于肱桡肌的桡侧缘

B. 上 1/3 位于肱桡肌与旋前圆肌之间

C. 下 2/3 位于肱桡肌与桡侧腕屈肌之间

D. 其远侧 1/3 位置最表浅

E. 是最常触摸脉搏的部位

33. 对尺骨的描述中，正确的是

A. 分一体两端，上端粗大

B. 冠突下方有尺骨粗隆，肱二头肌肌腱附着于此

C. 上端内侧有尺骨切迹，与桡骨头相关节

D. 上端有滑车切迹，与肱骨滑车相关节

E. 下端的锥状突起，称尺骨茎突

34. 典型的强直性脊柱炎，胸腰椎应力骨折的 X 线片特征为

A. 骨折累及三柱

B. 骨折平面可见破坏性病损（邻近椎间盘的椎体-终板侵蚀性改变）

C. 部分骨质吸收而出现断端分离

D. 假关节形成及局部后凸畸形

E. 至少连续 3 个椎体前方呈 5° 楔形变

35. 下列哪项不是骨软骨瘤的临床表现

A. 生长较快，伴明显疼痛

B. 肿块明显，并可见其表面静脉怒张

C. 本身可无症状，但压迫周围组织可影响功能

D. X 线检查见骨膜反应

E. 肿块与周围界限不清

36. 关于骨样骨瘤，正确的叙述是

A. 多见于儿童和青少年

B. 好发部位以下肢长骨为主

C. 疼痛可用阿司匹林止痛

D. 手术治疗为主

E. 是良性肿瘤

37. 对于股四头肌肌腱断裂或髌腱断裂，具有诊断价值的体征包括

A. 局部凹陷

B. 局部肿胀、压痛

C. 直腿抬高试验阳性

D. 髌骨位置上移或下移

E. 不敢用力伸膝

38. 影响骨折愈合的因素有

A. 反复多次的手法复位

B. 切开复位并广泛剥离骨膜

C. 骨牵引过度，骨折端发生分离

D. 固定不牢靠和不恰当的康复治疗

E. 患有糖尿病

39. 脓性指头炎的正确治疗是

A. 早期可用热盐水浸泡

B. 可用外敷药物

C. 出现跳痛即切开减压

D. 切开引流时做侧面切口

E. 若无发热等全身感染中毒表现，不行切开引流

40. 早期急性血源性化脓性骨髓炎的诊断要点是

A. 干骺端部位持续性剧烈疼痛

B. 出现全身急性感染中毒症状，白细胞增高

C. 局部穿刺对明确诊断有重要意义

D. 2 周内 X 线摄片有诊断价值

E. 干骺端部位深压痛

41. 骨折愈合过程中的不利因素有

A. 骨折断端有软组织嵌入

B. 骨折附近软组织轻度淤血

C. 骨折端血液供应丧失

D. 骨缺损过多

E. 骨折周围软组织广泛损伤

42. 鹅足腱是哪些结构的联合腱

A. 半腱肌          B. 半膜肌

C. 股薄肌          D. 长收肌

E. 缝匠肌

43. 关于骨软骨瘤的病变，下列哪几项是正确的

A. 骨软骨瘤是最常见的良性骨肿瘤

B. 主要的症状是无痛性肿块以及压迫血管、神经引起的症状

C. 外科切除包括突出的骨、软骨帽、软骨外膜

D. 骨软骨瘤恶性变较少

E. 骨软骨瘤一般不需治疗

44. 脊髓灰质炎后遗症外科手术治疗的原则为

A. 矫正骨与关节畸形，恢复生理负重力线

B. 肌力重建与调整平衡

C. 稳定关节

D. 均衡下肢不等长

E. 使患者恢复正常行走

45. 大面积皮肤剥脱伤经清创后伤口可采用

A. 表层皮片植皮

B. 中厚皮片植皮

C. 全厚皮片植皮

D. 损伤轻微，于伤缘未断离的皮瓣可以去脂肪后覆盖创面

E. 肌腱外露可以用全厚皮片植皮

三、共用题干单选题：叙述一个以单一病人或家庭为中心的临床情景，提出 2～6 个相互独立的问题，问题可随病情的发展逐步增加部分新信息，每个问题只有 1 个正确答案，以考查临床综合能力。答题过程是不可逆的，即进入下一问后不能再返回修改所有前面的答案。

(46～47 题共用题干)

男性，35 岁，近半年来出现午后低热、颈部酸痛，1 个月前出现四肢乏力、步态不稳。查体：发现四肢肌力均减弱，双侧腱反射亢进，颈部以下皮肤感觉减退，双侧 Hoffmann 征阳性，双侧 Babinski 征阳性。

46. 该患者最可能的诊断是
    A. 脊髓型颈椎病　　B. 颈髓肿瘤
    C. 颈椎结核　　　　D. 颈椎管狭窄症
    E. 脊髓空洞症

47. 该患者首选的治疗方案是
    A. 抗结核治疗　　　B. 手术治疗
    C. 化疗　　　　　　D. 颈托固定
    E. 牵引

(48～49题共用题干)

6岁男孩，右膝疼痛2周。查体：右膝轻压痛，右髋关节半屈曲畸形，轻度跛行。

48. 如果患者存在低热、盗汗、消瘦病史4个月，患肢X线片仅显示右髋关节关节间隙稍宽。最佳治疗方法是
    A. 营养支持，全身抗结核药物治疗
    B. 局部制动，营养支持，关节内注入抗结核药物治疗
    C. 早期滑膜切除，保护关节功能
    D. 留置引流管，向关节腔内注入抗结核药物
    E. 卧床休息，营养支持，牵引，全身抗结核药物治疗

49. 如无明确低热、盗汗、消瘦等病史，则首先应鉴别的疾病是
    A. 风湿性关节炎
    B. 暂时性滑膜炎
    C. 股骨头骨软骨病
    D. 类风湿关节炎
    E. 早期化脓性关节炎

(50～51题共用题干)

65岁妇女，在地上滑倒，造成股骨近端骨折。

50. 下列骨折类型预后最差的是
    A. 头下型　　　　　B. 经颈型
    C. 基底型　　　　　D. 粗隆间型
    E. 粗隆下型

51. 如果是头下型骨折并有移位，治疗应该是
    A. 牵引至愈合
    B. 手法整复后石膏裤
    C. 手法整复后外固定架
    D. 人工关节置换
    E. 复位后物理治疗

(52～56题共用题干)

男性，18岁，足球运动员，比赛时与对方相撞，致右膝突然减速，造成外翻、外旋损伤，伤后2小时即出现严重关节血肿。受伤时曾听到破裂声，膝部立即感到无力。

52. 经临床检查，考虑其诊断是
    A. 内侧半月板损伤
    B. 前交叉韧带损伤
    C. 后交叉韧带损伤
    D. 内侧副韧带损伤
    E. 外侧副韧带损伤

53. 如被诊断为前交叉韧带损伤，下列哪项检查是错误的
    A. X线摄片可阴性
    B. 侧方应力试验（＋）
    C. 轴移试验（＋）
    D. 屈膝90°，前抽屉试验（＋）
    E. 屈膝15°，前抽屉试验（＋）

54. 为了更好地明确诊断，重要的辅助检查是
    A. X线摄片检查　　B. B超检查
    C. CT检查　　　　　D. MRI检查
    E. 关节镜检查

55. 如已确诊为急性前交叉韧带撕裂，则其治疗是
    A. 单纯修复韧带
    B. 外侧髁顶端固定手术
    C. 带血管蒂移位术并转移部分脂肪垫
    D. 韧带修复和半腱肌腱或髂胫束转

位术

E. 转移部分伸膝结构，即股四头肌、髌骨、髌韧带装置

56. 如该患者由于早期没有明确诊断而未及时进行相应治疗，导致前外侧旋转不稳定时，此时对其治疗的目的是
    A. 消除膝关节疼痛
    B. 消除轴移现象
    C. 减轻膝关节肿胀及关节积液
    D. 加强股四头肌力量，达到膝关节稳定
    E. 避免发生外伤性关节炎

（57～60题共用题干）

男性，49岁，右肱骨中段骨折内固定术后出现腕、手指下垂2个月。

57. 首先考虑的诊断是
    A. 神经损伤　　　B. 肌肉损伤
    C. 骨不连接　　　D. 功能锻炼不够
    E. 肌无力

58. 上肢检查：右上臂中外侧伤口愈合良好，局部无压痛。肘关节伸展力弱，腕、手指背伸不能，虎口区感觉差。X线片示肱骨中段骨折钢板螺钉固定，骨折对合好。下列诊断可能性最大的是
    A. 尺神经损伤　　B. 桡神经损伤
    C. 正中神经损伤　D. 前臂伸肌损伤
    E. 肱动脉损伤

59. 肌电图检查提示伸指总肌、拇长伸肌失神经支配，该患者的诊断应是
    A. 尺神经损伤　　B. 桡神经损伤
    C. 正中神经损伤　D. 前臂伸肌损伤
    E. 肱动脉损伤

60. 若手术探查发现确为神经损伤，且损伤神经为瘢痕所包裹，张力较大，此时神经处理原则是哪一项

A. 无需特殊处理
B. 将神经和瘢痕同时切除，然后行神经吻合术
C. 将神经和瘢痕同时切除，行自体神经移植术
D. 切除瘢痕，松解神经
E. 缩短骨骼，缓解神经张力

（61～63题共用题干）

患儿，女，12岁。无明显诱因出现右小腿疼痛伴高热3天，局部肿胀、压痛明显，血常规检查发现白细胞计数及中性粒细胞百分比明显增高，X线片检查未见明显异常。

61. 此时最有意义的诊断方法是
    A. 局部分层穿刺　　B. MRI
    C. 血培养　　　　　D. 红细胞沉降率
    E. CT

62. 如果穿刺发现脓性分泌物，引起此疾病最常见的病原体是
    A. 金黄色葡萄球菌
    B. 粪链球菌
    C. 草绿色链球菌
    D. 乙型溶血性链球菌
    E. 大肠埃希菌

63. 此疾病急性期的自然病程一般是
    A. 1～2个月　　　B. 3个月以上
    C. 5～7天　　　　D. 3～4周
    E. 1～3天

（64～65题共用题干）

男性，30岁。左手中指掌指关节处掌面近端3cm被锐器刺伤2小时。查体：中指呈伸直位，感觉障碍，手指苍白发凉，Allen试验（＋）。

64. 该患者诊断考虑为
    A. 皮肤及左中指屈指肌腱裂伤
    B. 手指固有神经损伤
    C. 开放性掌骨骨折

D. 左中指屈指肌腱、两侧指固有神经和指动脉开放性损伤

E. 左中指指伸肌腱损伤

65. 该患者的最佳治疗方案是

A. 清创后，吻合动脉，神经、肌腱二期修复

B. 清创后，修复肌腱，吻合动脉，神经二期修复

C. 清创后，修复屈指肌腱、神经，吻合动脉，缝合创口

D. 清创后，缝合创口，神经、肌腱、动脉二期修复

E. 清创后，修复肌腱和神经

**四、案例分析题：每道案例分析题有 3~12 问。每问的备选答案至少 5 个，最多 12 个，正确答案及错误答案的个数不定。考生每选对一个正确答案给 1 个得分点，选错一个扣 1 个得分点，直至扣至本问得分为 0，即不含得负分。案例分析题的答题过程是不可逆的，即进入下一问后不能再返回修改所有前面的答案。**

(66~68 题共用题干)

患者，男性，54 岁。右髋关节疼痛 2 年。有右髋关节外伤史，但具体情况不详。无发热、盗汗。有长期饮酒史。

66. 有可能是哪些诊断

A. 右下肢神经性麻痹

B. 右髋关节化脓性关节炎

C. 一过性右髋关节炎

D. 右股骨头缺血性坏死

E. 右髋关节脱位

F. 右股骨颈病理性骨折

G. 右髋关节骨关节炎

67. 体格检查发现患者右髋关节各向活动受限，"4"字试验阳性。为进一步明确诊断，下列哪些检查对诊断有帮助

A. 摄双髋关节正侧位 X 线片

B. 骨的血液动力学检查

C. 双髋关节 CT 扫描

D. 双髋关节 MRI 成像

E. 放射性核素扫描及 γ 闪烁摄片

F. 髋关节活动度检查

G. 直腿抬高试验

68. 患者 X 线片见关节间隙正常，股骨头扁平。根据以上检查，拟诊断什么疾病

A. 先天性髋内翻

B. 右股骨头缺血性坏死

C. 右髋关节发育不良

D. 右髋关节化脓性关节炎

E. 扁平髋

F. 右髋关节结核

(69~71 题共用题干)

患者，女性，55 岁，肩关节疼痛多年，有时肿胀，无明显外伤史。查体：外展肩关节时疼痛，肩峰处有压痛，肩关节活动无明显受限。

69. 最可能的诊断是

A. 肩峰撞击综合征

B. 锁骨骨折

C. 肩关节骨关节炎

D. 盂唇损伤

E. 肩关节脱位

70. 肩峰下撞击可导致

A. 肩峰下滑囊炎　　B. 冈上肌炎

C. 冈上肌钙化　　　D. 肩袖损伤

E. 肱二头肌肌腱炎

71. 肩峰结构常分为

A. 平坦形　　　　　B. 圆形

C. 弧形　　　　　　D. 方形

E. 钩状

(72~74 题共用题干)

女性，63 岁，左膝疼痛 8 年，加重 1

年。上下楼加重，休息后缓解，时有"打软腿"和膝关节"卡住"的现象，保守治疗效果不佳。查体：左膝内翻，左膝内侧关节间隙压痛，关节活动度尚可。左膝正侧位 X 线片示关节内骨质增生，内侧关节间隙狭窄，软骨下骨板致密。

72. 首先考虑的诊断包括

    A. 风湿性关节炎

    B. 类风湿关节炎

    C. 骨性关节炎

    D. 左膝半月板损伤

    E. 左膝内侧副韧带损伤

    F. 左膝游离体

73. 该患者目前左膝的病理改变可能有

    A. 关节软骨破坏

    B. 滑膜大量增生

    C. 骨组织成骨性破坏

    D. 外侧韧带松弛

    E. 软骨下骨髓腔可见淋巴细胞

    F. 滑膜单核细胞浸润

74. 对于该患者来说，下列哪一种治疗最合理有效

    A. 物理治疗，加强膝关节周围肌肉的力量

    B. 关节腔内注射透明质酸钠润滑关节软骨

    C. 胫骨近端楔形截骨矫正内翻畸形

    D. 人工膝关节置换术

    E. 关节镜下滑膜切除术

    F. 关节镜下摘除游离体

(75 ~ 78 题共用题干)

男性，38 岁，乘车时左腿搭在右腿上，突然发生车祸，左膝冲撞在前座椅背上，即感左髋疼痛，不敢活动。查体：左下肢缩短，左髋关节呈屈曲、内收、内旋畸形。伤后 3 小时入院。

75. 最可能的诊断是

    A. 股骨颈骨折

    B. 股骨转子间骨折

    C. 髋关节前脱位

    D. 髋关节后脱位

    E. 骨盆骨折

    F. 髋臼骨折

    G. 股骨干骨折

76. 为明确诊断，应进行下列哪项辅助检查

    A. X 线检查　　　B. 肌电图检查

    C. DSA 检查　　　D. CT 检查

    E. MRI 检查　　　F. 血常规

    G. 尿常规　　　　H. 心电图

77. X 线及 CT 显示髋关节后脱位，对患者可以采用的治疗方式有

    A. 切开复位，骨圆针内固定

    B. 闭合复位，内固定

    C. 手法复位，持续皮牵引 2 ~ 3 周

    D. 手法复位，石膏固定 4 周

    E. 持续骨牵引 6 周

    F. 持续骨牵引 8 周

    G. 持续骨牵引 12 周

78. 手法复位后发现有坐骨神经损伤，其治疗原则是

    A. 立即手术探查

    B. 观察 2 ~ 3 个月，如无恢复则进行手术探查

    C. 可应用神经营养药物

    D. 观察期间应进行功能锻炼，防止肌肉萎缩

    E. 持续皮牵引 2 ~ 3 周

    F. 持续骨牵引 6 周

    G. 持续骨牵引 8 周

(79 ~ 81 题共用题干)

男性，29 岁，踢足球时不慎扭伤左膝，随即感疼痛，自行卧床制动，休息后稍有好转。2 周后仍有明显疼痛，且行走时左膝经常"卡住"，遂来院就诊。

查体发现 McMurray 试验阳性，抽屉试验阴性。

79. 该患者最可能的诊断为
    A. 左侧髌骨软化
    B. 左膝关节游离体
    C. 左膝半月板损伤
    D. 左膝侧副韧带损伤
    E. 左膝交叉韧带损伤
    F. 左髌骨骨折

80. 对上述诊断有辅助作用的常用检查方法有
    A. 正侧轴位膝关节 X 线检查
    B. 膝关节 MRI
    C. 膝关节造影
    D. 膝关节镜
    E. 膝关节骨扫描
    F. 膝关节超声

81. 适合该患者的治疗手段有
    A. 关节镜探查
    B. 膝关节开放手术
    C. 继续休息、服止痛药
    D. 长腿石膏托固定于伸膝位 4~6 周
    E. 配合理疗，加强膝关节活动

(82~84 题共用题干)

患者，男，30 岁。右髋部疼痛 1 年，伴低热。查体：右髋关节呈屈曲畸形，活动受限，Thomas 征（+）。ESR 30mm/h。X 线片示右髋关节间隙变窄，关节面有骨质破坏；右髋臼有直径 2cm 大小空洞，其内有坏死骨片。

82. 有可能的诊断是
    A. 化脓性髋关节炎
    B. 髋关节滑膜结核
    C. 髋关节骨型结核
    D. 全髋关节结核
    E. 类风湿性髋关节炎
    F. 右髋关节滑膜肉瘤
    G. 右髋关节绒毛结节性滑膜炎

83. 最佳治疗方案是
    A. 立即进行病灶清除
    B. 髋人字型石膏固定
    C. 患肢持续皮肤牵引
    D. 抗结核治疗 2~4 周后行病灶清除术
    E. 关节穿刺抽脓，注入抗结核药物
    F. 抗结核治疗 2~4 周后行人工关节置换术

84. 在治疗期间右髋大转子处出现一 8cm × 6cm 大小包块，表面皮肤红、热，有波动感。体温 39℃。为了解包块的性质，下列穿刺进针部位的选择，哪项最正确
    A. 脓肿波动明显处
    B. 于脓肿低位处
    C. 于脓肿高位处
    D. 于脓肿外周健康皮肤处
    E. 只要能抽出脓液，进针部位不限

(85~87 题共用题干)

患者，男性，17 岁，左膝关节下方疼痛、肿胀，关节活动障碍 2 个月。查体：左膝关节下方肢体较对侧增粗 3cm，表面皮温高，可见静脉怒张及局部压痛。X 线片示左胫骨干骺端溶骨性及成骨性破坏，可见日光放射样骨膜反应及软组织肿块。碱性磷酸酶 485U/L。

85. 最可能的诊断是
    A. 骨髓炎          B. 骨巨细胞瘤
    C. 尤因肉瘤        D. 软骨肉瘤
    E. 骨肉瘤          F. 骨结核

86. 该患者的主要治疗方式包括（提示：患者进行病理活检，可见幼稚骨样基质及梭形异型细胞）
    A. 手术            B. 放疗
    C. 化疗            D. 靶向治疗
    E. 生物治疗        F. 抗生素治疗

87. 患者如需化疗，可选择的药物包括
    A. 阿霉素　　　　B. 顺铂
    C. 甲氨蝶呤　　　D. IFO
    E. CTX　　　　　F. VP – 16

(88 ~ 93 题共用题干)

患者，男性，39 岁。因车祸致胸腹部外伤并发呼吸困难 5 小时急诊入院。5 小时前因车祸致胸部撞伤，伤后意识清楚，自觉胸腹部疼痛，并有胸闷及呼吸困难，受伤后无头昏、头痛，无恶心、呕吐，无咳嗽及咯血。查体：气管居中，胸廓无畸形，左胸壁挤压痛，左侧呼吸动度弱；叩诊左胸呈鼓音，右胸呈清音，肝浊音界位于右侧锁骨中线第 5 肋间；听诊左下肺呼吸音消失，可闻及肠鸣音，右肺呼吸音清，未闻及干、湿啰音。心音节律规整，各瓣膜听诊区未闻及杂音。

88. 根据病史及查体所见，要尽快明确诊断，应急诊检查下列哪些项目
    A. 胸部 X 线正、侧位片
    B. 同位素肺通气、灌注扫描
    C. 胸部 CT
    D. 胸腹部 B 超
    E. 纤维支气管镜
    F. 胸腔穿刺

89. 提示：见 X 线胸片、胸部 CT 片（CT 片为口服造影剂后检查）。根据影像学检查所见，考虑下列哪项诊断

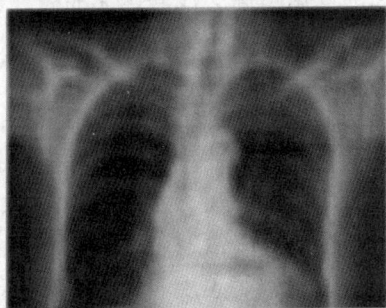

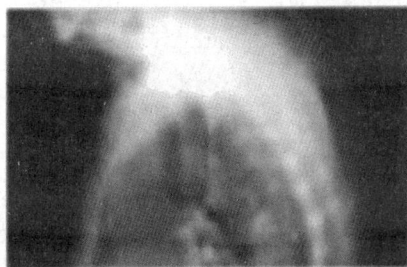

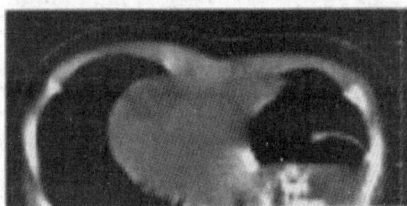

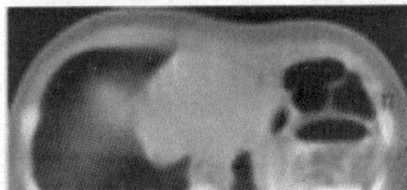

A. 纵隔肿瘤　　　　B. 气胸
C. 肺囊肿　　　　　D. 膈疝
E. 血气胸　　　　　F. 食管囊肿
G. 胸壁肿瘤

90. 提示：经检查诊断为创伤性膈疝。关于创伤性膈疝，下列胸部 X 线表现哪些是正确的
    A. 患侧膈肌位置降低
    B. 患侧膈肌位置抬高
    C. 纵隔、心脏向健侧移位
    D. 纵隔、心脏向患侧移位
    E. 透视下见膈面光滑、清晰，活动不受限
    F. 透视下见膈面不规则或模糊，活动受限

91. 提示：患者经手术证实为左侧膈肌破裂，创口长约 15cm，胃及肝左叶疝入胸腔内；肝左叶肝缘破裂约 2cm，轻度渗血；肝冠状韧带处肝被膜剥离。创伤性膈疝的典型临床表现有哪些

A. 胸闷

B. 咳嗽

C. 刺激性咳嗽，咳痰带血

D. 呼吸困难

E. 下胸部或上腹部疼痛，向肩部放射

F. 下胸部或下腹部疼痛，向肩部放射

G. 呕吐

H. 喷射状呕吐

92. 临床上创伤性膈疝容易漏诊的主要原因是什么

A. 钝性损伤，损伤部位和范围不确切

B. 伤情复杂，患者常伴有休克

C. 因其常发生于胸腹部交界

D. 缺乏全面了解病情

E. 急诊腹部探查手术，忽略探查膈肌的完整性

F. 伴有肺损伤、血气胸

93. 对急性期确诊的创伤性膈疝，治疗原则有

A. 保守治疗，观察

B. 置入胃管行胃肠减压

C. 有休克者纠正休克，待病情完全稳定后再行手术

D. 穿透伤所致的膈肌破裂，应及时行手术治疗

E. 非穿透伤所致的膈肌破裂，可保守治疗

F. 不论是穿透伤或非穿透伤所致的膈肌破裂，一旦确诊，均应及时行手术治疗

(94~96 题共用题干)

患者，男性，32 岁。左膝外上方肿痛 2 个月，膝关节活动大致正常，局部轻度压痛。X 线片示：左股骨外上髁有一囊性膨胀性病灶，其边界清楚，中央呈不规则骨破坏。

94. 可能的诊断是

A. 骨肉瘤

B. 骨髓炎

C. 尤因肉瘤

D. 骨巨细胞瘤

E. 骨结核

F. 骨软骨瘤

95. 为进一步确诊，应检查的项目包括

A. 血清酸性磷酸酶

B. 局部穿刺活组织检查

C. CT

D. MRI

E. 血清碱性磷酸酶

F. 血尿酸

G. 血钙、血磷

96. 提示如果骨穿刺病理报告：骨巨细胞瘤 I ~ II 级。其手术治疗方案可考虑行

A. 病灶刮除，填塞骨水泥

B. 股骨中段截肢

C. 病灶刮除，填塞人工骨材料

D. 肿瘤段骨切除灭活，原位再植

E. 病灶刮除，填塞自体骨

F. 肿瘤段骨切除，人工假体置换

(97~100 题共用题干)

患者，男性，46 岁，左小腿行走后胀痛半年入院。久站及行走后左小腿肿胀感明显，时有疼痛，休息后缓解。查体：T 36.8℃，P 82 次/分，R 19 次/分，BP 150/100mmHg。左小腿中段前外侧局部略膨隆，左胫骨外侧软组织内可触及囊性包块，约 6cm × 3cm，界限不清，搏动感明显，无明显压痛，局部皮温增高，浅静脉无曲张，双下肢肌力无明显减退。

97. 该病例可能的诊断包括

A. 血管瘤

B. 骨巨细胞瘤

C. 动静脉畸形

D. 血肿

E. 动脉瘤样骨囊肿

F. 骨肉瘤

G. 骨囊肿

H. 血管肉瘤

98. 为明确诊断，应优先进行的三个检查项目是

A. 胸部 X 线平片

B. 左小腿正侧位 X 线平片

C. 左小腿超声检查

D. 肝功能、肾功能

E. CT

F. ECT

G. MRI

H. 血常规

99. 进一步可能需要进行的检查和治疗包括（提示：超声检查示左小腿前群肌内软组织包块，界限不清，大小约 $8cm \times 4cm \times 3cm$，包块内血流丰富。CT 检查示左胫骨外侧低密度包块，界限不清，并累及胫骨骨皮质。MRI 检查 $T_1$ 加权像为混杂低信号、$T_2$ 加权像信号中等强度增加，胫骨皮质有侵蚀破坏）

A. 血管造影　　　B. 包块血管栓塞

C. 穿刺活检　　　D. 化疗

E. 放疗　　　　　F. 切开活检

G. 密切观察随访

100. 如术中快速病理显示为恶性血管性肿瘤（提示：血管造影显示肿瘤由杂乱的血管腔隙组成，染色深，无明显供血血管，考虑为血管性肿瘤，恶性可能性大），则最佳治疗方案为

A. 单纯手术切除

B. 手术切除和化疗

C. 放疗

D. 手术切除和放疗

E. 化疗

F. 局部介入栓塞、化疗

# 全真模拟试卷（五）

一、单选题：每道试题由 **1** 个题干和 **5** 个备选答案组成，题干在前，选项在后。选项 **A、B、C、D、E** 中只有 **1** 个为正确答案，其余均为干扰选项。

1. Colles 骨折远端的典型移位是
   A. 向桡侧及背侧移位
   B. 向尺侧及掌侧移位
   C. 向尺侧及背侧移位
   D. 向桡侧及掌侧移位
   E. 以上均不是

2. 人工肘关节置换的适应证，不包括
   A. 肘关节严重疼痛
   B. 双侧肘关节非功能位强直，严重影响日常生活能力
   C. 因肿瘤、创伤、感染而引起的肘关节部分骨缺损
   D. 关节成形术失败的患者
   E. 肘关节脱位致关节不稳

3. 男孩，6 岁，左侧斜颈，左侧胸锁乳突肌内扪及一肿块，颈椎 X 线片正常，适当的处理是
   A. 肿块切除
   B. 石膏矫形
   C. 胸锁乳突肌全切除
   D. 物理疗法
   E. 在锁骨上方切断胸锁乳突肌 + 石膏矫形

4. 发育不良性（先天性）脊椎滑脱最常见的节段是
   A. 腰 4～5      B. 腰 3～4
   C. 腰 5～骶 1    D. 腰 2～3
   E. 腰 1～2

5. 测定大转子上移，可用哪种方法确定
   A. Nelaton 线
   B. Codman 三角
   C. Pauwels 角
   D. Chamberlain 线
   E. Schmorl 结节

6. 半月板的血供范围是
   A. 完全有血供
   B. 半月板内侧 1/2
   C. 半月板外侧 1/2
   D. 半月板内侧 1/5～1/4
   E. 半月板外侧 1/5～1/4

7. 脊髓灰质炎后遗症主要手术方法，下述最准确的是
   A. 骨与关节手术矫形
   B. 肌腱移位
   C. 楔形截骨
   D. 纠正下肢长度
   E. 肌腱移位 + 骨与关节手术矫形

8. 男，25 岁，双耻骨支骨折，伤后 10 小时无尿，血压、脉搏正常。为诊断合并损伤，最简捷的方法是
   A. 膀胱镜检查
   B. 放置导尿管
   C. 静脉肾盂造影
   D. 逆行性输尿管造影
   E. 腹部及盆腔 B 超

9. 锁骨骨折常用的治疗方法是
   A. 切开复位，内固定
   B. 手法复位，横 "8" 字绷带固定
   C. 牵引治疗
   D. 手法复位，夹板固定

E. 手法复位，石膏外固定

10. 导致方肩畸形的损伤是
    A. 锁骨骨折
    B. 肩关节脱位
    C. 肱骨外科颈骨折
    D. 肩关节周围损伤
    E. 肩袖撕裂伤

11. 腹股沟处外伤并发股神经及股血管暴露，受伤时间已达 24 小时。清创后宜行
    A. 一期缝合
    B. 不缝合
    C. 延期缝合
    D. 伤口内放入磺胺类或其他抗生素
    E. 足量有效抗生素加理疗

12. 狭窄性腱鞘炎最常发生的部位是
    A. 手与腕部        B. 肘部
    C. 肩部            D. 踝部
    E. 足趾部

13. 患者，男性，60 岁，双下肢无力半年，右腿明显。近 2 个月行走不稳，右手不能系纽扣，无外伤史，无发热。体格检查：颈背部无明显压痛，两上肢拇指、示指皮肤感觉均减退且右侧尤其明显，四肢肌张力增高，肱二头肌反射亢进，双侧膝反射、踝反射亢进，右髌阵挛阳性，右巴宾斯基征阳性。最可能的诊断为
    A. 缺血性脑卒中
    B. 颈部软组织损伤
    C. 脊髓型颈椎病
    D. 颈椎结核
    E. 周围神经炎

14. Salter - Harris Ⅰ型骨骺损伤因伤及骨骺血管而预后不佳的部位是
    A. 桡骨远端骨骺分离
    B. 肱骨远端全骺分离
    C. 股骨头骨骺滑脱
    D. 腓骨远端骨骺分离
    E. 第一掌骨骨骺分离

15. 女性，65 岁，被诊断为狭窄性腱鞘炎，则下述哪种临床表现或特点于该患者最不可能出现
    A. 弹响指
    B. 弹响拇
    C. 患者远侧掌横纹处可扪及黄豆大小的痛性结节
    D. Finkelstein 试验阳性
    E. Mills 试验阳性

16. 肩关节脱位复位成功的标志是
    A. 复位时听到"喀嚓"声
    B. 能被动屈伸此关节
    C. 杜加征阴性
    D. 肩关节能主动活动
    E. 局部疼痛减轻

17. 以下说法错误的是
    A. 钢板应安放在"安全区"
    B. 螺钉在"安全区"不需要埋头
    C. 单纯 Mason Ⅲ型骨折时，切除桡骨头同样可以获得较为满意的临床效果
    D. 如果骨折固定可靠，应尽量早期活动肘关节，肘关节固定的时间尽可能少于 10 日
    E. 桡骨头粉碎性骨折，无法进行坚强内固定治疗且易合并肘关节脱位或不稳

18. 横韧带断裂时，Jefferson 骨折开口位片测量的两侧块移位距离之和大于
    A. 3mm            B. 5mm
    C. 7mm            D. 8mm
    E. 9mm

19. 闭合性成人股骨干骨折易引起
    A. 骨筋膜室综合征
    B. 肾挫伤
    C. 脂肪栓塞
    D. 失血性休克
    E. 损伤性骨化

20. 男性，16 岁。车祸致右髋部疼痛，活动受限 3 小时。X 线检查：右股骨颈骨折，移位明显。目前，治疗方法宜采取
    A. 切开复位内固定
    B. 闭合复位内固定
    C. 牵引治疗
    D. 人工股骨头置换
    E. 全髋关节置换

21. 骨与关节结核发生率最低的部位是
    A. 肘关节          B. 腕关节
    C. 髋关节          D. 膝关节
    E. 椎体

22. 关于强直性脊柱炎（AS），下列说法错误的是
    A. 常见于青年人，男性多见，随年龄增长发病率增加
    B. HLA - B27 阳性率高达 90% ~ 96%
    C. 主要侵犯骶髂关节和脊柱
    D. 多有明显腰背痛，血清类风湿因子阴性
    E. 脊柱病变的 X 线表现特征，早期椎体可呈"方形椎"，病变发展形成椎体间骨桥，呈最具特征的"竹节样脊柱"

23. 女，29 岁，宫外孕破裂，并有失血性休克，血压 6.7/4.0kPa（50/30mmHg），拟行急诊剖腹探查手术。最合适的麻醉方法为
    A. 局部麻醉
    B. 硬膜外麻醉

C. 丙泊酚快速诱导 + 吸入全麻
    D. 氯胺酮静脉复合麻醉
    E. N₂O 麻醉

24. 胸段脊髓损伤，双下肢完全性瘫痪，这时的肌力应是
    A. 0 级          B. 4 级
    C. 2 级          D. 1 级
    E. 5 级

25. Salter 截骨术适合于
    A. ＜18 个月      B. 18 个月至 6 岁
    C. 6 ~ 12 岁      D. 成人
    E. 所有患者

**二、多选题：每道试题由 1 个题干和 5 个备选答案组成，题干在前，选项在后。选项 A、B、C、D、E 中至少有 2 个正确答案。**

26. 尺神经在腕部损伤时，下列描述正确的是
    A. 小鱼际肌萎缩
    B. 手指内收、外展动作均丧失
    C. 拇指内收动作丧失
    D. 屈掌指关节及伸指间关节不能
    E. 手部尺侧感觉障碍

27. 类风湿脊柱炎的治疗目的为
    A. 防止不可逆神经损害的发生
    B. 防止因未被发觉的神经受压造成突然死亡
    C. 避免不必要的手术
    D. 避免上颈椎脱位
    E. 避免下颈椎脱位

28. 股骨颈骨折时，常发生
    A. Kaplan 点移至脐上
    B. Kaplan 点偏向健侧
    C. 大转子在 Nelaton 线上
    D. 其颈干角一般无改变
    E. 下肢活动受限

29. 骨与关节结核的治疗原则是
    A. 提高全身抵抗力，规范使用抗结核药物
    B. 控制病灶发展，防止混合感染
    C. 尽量保存关节功能，预防畸形
    D. 关节破坏严重，功能难保存时应固定于功能位
    E. 以上均不是

30. 骨折功能复位标准是
    A. 可允许与关节面平行的侧方移位
    B. 没有旋转移位和分离移位
    C. 长骨干横行骨折，骨折端对位至少达 1/3 左右
    D. 可允许与关节活动方向垂直的轻微成角移位
    E. 下肢缩短允许不超过 1.5cm

31. 肱骨髁上骨折易出现何种并发症
    A. 易损伤正中神经
    B. 可能导致前臂骨筋膜室综合征
    C. 易损伤腋神经
    D. 不易损伤尺神经
    E. 可导致肱动静脉损伤

32. 美国风湿病学会 1987 年修订的类风湿关节炎的诊断标准包括
    A. 晨起关节僵硬至少 1 小时（≥6 周）
    B. 2 个或 2 个以上关节肿胀（≥6 周）
    C. 腕、掌指关节或近端指间关节肿胀（≥6 周）
    D. 皮下类风湿结节
    E. 手、腕关节 X 线片显示有骨侵蚀或有明确的骨质疏松

33. 骨关节炎的治疗方法是
    A. 注意保护关节，避免过度负重活动或损伤
    B. 非甾体抗炎镇痛药物
    C. 关节内注射透明质酸钠
    D. 人工关节置换术

E. 活血化瘀中草药内服以及外部热敷、熏洗、浸泡

34. 关于骨关节结核，下列哪几项是不正确的
    A. 脊柱结核大多数为椎体结核
    B. 骨关节结核最好发于膝关节
    C. 骨关节结核大多发生于原发性结核病的活动期
    D. 单纯滑膜结核最好发于骶髂关节
    E. 椎体中心型结核多见于成年

35. 股四头肌肌腱断裂或髌腱断裂的病因可能是
    A. 创伤性          B. 类风湿关节炎
    C. 痛风            D. 糖尿病
    E. 长期服用激素类药物

36. 平足症患者的体征有
    A. 足弓下陷消失，足内缘不直
    B. 前足外展，跟骨、舟骨结节突出
    C. 内踝突出加大，外踝突出变小
    D. 足跟变宽，跟底外翻
    E. 跟腱止点外移

37. 下述关于先天性髋关节脱位的症状和体征，哪些是正确的
    A. Ortolani 试验常被用作出生 3 周以内患儿的检查
    B. Trendelenburg 征往往阳性
    C. 股三角空虚，会阴部增宽
    D. Allis 征只适用于单侧发病患儿
    E. 双侧髋脱位时呈摇摆步态

38. 绒毛结节性滑膜炎的临床表现包括
    A. 关节内有黄色渗液，含有大量胆固醇或血液
    B. 关节周围轻微疼痛和慢性肿胀
    C. 个别病损可恶变
    D. 病理活检滑膜组织，多核巨细胞很常见，有的单核 - 巨噬细胞吞噬脂

肪成为泡沫细胞

E. 手术切除后无复发

39. 典型先天性髋关节脱位的主要发病因素为

A. 髋臼发育不良

B. 股骨颈前倾角增大

C. 关节囊、韧带松弛

D. 股骨头发育不良

E. 股骨颈缩短

40. 脊柱结核的手术适应证包括

A. 闭合穿刺活检阴性而需要明确病理诊断者

B. 脊髓受压引起神经体征

C. 明显畸形或椎体严重破坏

D. 持续疼痛或红细胞沉降率持续在高位

E. 窦道形成且合并感染者

41. 膝关节损伤 O'Donoghue 三联征是由下列哪三种结构同时受伤所致

A. 内侧副韧带　　B. 外侧副韧带

C. 前交叉韧带　　D. 内侧半月板

E. 外侧半月板

42. 滑膜性软骨化生的临床表现包括

A. 关节长期不适，运动逐渐受限

B. 局部出现疼痛、肿胀

C. 偶尔关节活动时有捻发音或关节交锁

D. 大关节滑膜内有多发性软骨结节，也可发生在滑囊或腱鞘

E. 关节本身亦有关节炎症

43. 椎间盘退行性变的特征包括

A. Ⅰ型胶原增加

B. 蛋白多糖增加

C. 椎间盘血供下降

D. 硫酸软骨素减少

E. Ⅱ型胶原减少

44. 诊断人工膝关节置换术后感染的常用检查包括

A. ESR 和 CRP　　B. 关节穿刺培养

C. 放射学检查　　D. 核素扫描

E. 血常规

45. 关于椎体部分形成障碍伴脱位型胸、腰椎后凸畸形，说法正确的是

A. 又称为"先天性脊柱脱位"

B. 神经并发症的发生率高，且神经损害的发生会很突然

C. 矢状面和冠状面都可以发现脱位的节段，有时会出现明显的刺刀样改变

D. X 线上两侧椎弓根间距缩短，水平面会发现继发性的椎管狭窄

E. 脊柱处于明显的不稳定状态

三、共用题干单选题：叙述一个以单一病人或家庭为中心的临床情景，提出 2～6 个相互独立的问题，问题可随病情的发展逐步增加部分新信息，每个问题只有 1 个正确答案，以考查临床综合能力。答题过程是不可逆的，即进入下一问后不能再返回修改所有前面的答案。

（46～48 题共用题干）

女性，18 岁，咳嗽 4 个月，伴低热，1 个月前左膝部外伤。体格检查：跛行，左股四头肌萎缩，左膝肿胀，浮髌试验（＋）。

46. 首先进行哪项检查

A. 左膝 CT

B. 血常规

C. 红细胞沉降率

D. 左膝穿刺抽液，生化检查及细菌培养

E. 胸部 X 线平片及左膝正侧位片

47. 肺部 X 线片示左上肺有散在钙化灶，红细胞沉降率 90mm/h，这时初步诊

断是

A. 类风湿关节炎    B. 化脓性关节炎

C. 结核性关节炎    D. 创伤性关节炎

E. 风湿性关节炎

48. 若要确诊，最有价值的辅助检查是

A. 左膝 CT

B. 血常规

C. 血培养

D. 左膝穿刺抽液，生化检查及细菌培养

E. 结核菌素试验

（49～51 题共用题干）

男性，25 岁，40 天前因锐器刺伤左肘前方，经清创缝合，创口已愈合，但左手逐渐成猿手畸形，不能握笔写字。

49. 该患者可能发生下列哪项损伤

A. 尺神经损伤

B. 正中神经损伤

C. 屈拇指肌断裂

D. 屈拇指肌粘连

E. 左手诸关节废用性强直

50. 查体时可发现

A. 尺侧半皮肤感觉消失

B. 拇指对掌功能障碍

C. 手指夹纸试验阳性

D. 掌指关节及指间关节被动屈曲障碍

E. 第 1～5 指主动屈曲障碍

51. 应该采取如下何种治疗措施

A. 手术探查修补    B. 局部物理治疗

C. 电刺激治疗      D. 激光治疗

E. 药物治疗

（52～53 题共用题干）

男性，65 岁，右髋部疼痛伴跛行半年，伴低热、盗汗、纳差及体重减轻。查体：右髋关节屈曲畸形，活动受限，Thomas 征阳性。X 线片示右髋关节间隙变

窄，关节面有骨质破坏，右髋臼有直径 3cm 大小空洞，其内有小死骨形成。

52. 在抗结核治疗期间右髋大转子处出现一 7cm×6cm 大小包块，表面皮肤红、热并有波动感，体温 39℃。为了解大转子处包块的性质，下列穿刺进针部位的选择，哪项正确

A. 波动感最明显处

B. 于脓肿低位处，一旦形成窦道便于引流

C. 于脓肿高位处

D. 于髋关节处

E. 只要能抽出脓液，进针部位不限

53. 若患者体质极度虚弱，脓液黏稠，且继发感染。针对此脓肿，下列哪项处理最佳

A. 改用粗针头抽脓注入抗结核药物

B. 切开排脓，注入抗结核药物，缝合伤口，加压包扎

C. 加强全身抗生素治疗及支持治疗

D. 穿刺插管冲洗并注入抗生素

E. 病灶清除术

（54～55 题共用题干）

男性，21 岁，以右手小指麻木 1 年余来诊。查体：右肘关节提携角 40°，右手第一骨间肌萎缩明显，追问病史 15 年前曾有上臂下端外伤病史。

54. 该患者症状是由下列哪项引起的

A. 骨筋膜室综合征

B. 肘管综合征

C. 腕管综合征

D. 吉兰－巴雷综合征

E. Charcot 关节

55. 应该进行下列哪项治疗

A. 尺神经前置术

B. 腕横韧带切开术

C. 深筋膜切开减张术

D. 局部制动

E. 功能锻炼

**（56~58题共用题干）**

男性，27岁，右腕部刀伤6个月。查体：右腕部伤口愈合良好，局部有压痛，大鱼际肌萎缩，拇指对掌障碍，桡侧三个半手指感觉缺失。

56. 肌电图检查最可能的结果是

A. 尺神经损伤

B. 桡神经损伤

C. 正中神经损伤

D. 正中神经损伤＋桡神经损伤

E. 正中神经损伤＋尺神经损伤

57. 最佳的处理是

A. 再观察5个月

B. 应用神经营养药

C. 手术探查修复神经

D. 将拇指固定在对掌位

E. 肌腱转移术

58. 若手术探查发现神经缺损＜2.0cm，最佳的处理方法是

A. 旷置

B. 自体神经移植

C. 异体神经移植

D. 人工神经导管桥接

E. 松解拉拢后直接缝合

**（59~65题共用题干）**

男性，18岁，左手背被玻璃划伤1小时，急诊检查发现：手背尺侧多处不规则皮肤裂伤，深达皮下，环指、小指掌指关节呈屈曲位。

59. 最可能的诊断是

A. 环指、小指指深屈肌腱断裂

B. 环指、小指指浅屈肌腱断裂

C. 环指、小指指浅、指深屈肌腱断裂

D. 环指、小指指伸肌腱断裂

E. 环指、小指指伸、指屈肌腱断裂

60. 应首选的处理方式是

A. 冲洗伤口，包扎

B. 单纯清创，延迟缝合伤口

C. 清创，探查，一期缝合肌腱，包扎

D. 清创，探查，一期缝合肌腱，石膏固定

E. 清创，探查，缝合皮肤

61. 术后8天，体温仍高达39.2℃，可能的原因是

A. 吸收热　　　B. 上呼吸道感染

C. 伤口感染　　D. 尿路感染

E. 应激反应

62. 检查伤口见局部红肿、压痛且触之有搏动感，穿刺抽出脓性液体，最佳处理方案是

A. 穿刺抽脓，注入抗生素

B. 理疗，暂不处理脓肿

C. 拆除缝线，充分引流，加强抗感染治疗

D. 加强抗感染治疗，暂不处理脓肿

E. 清除坏死组织，重新缝合伤口

63. 处理开放性手外伤的最基本要求是

A. 抗生素的应用

B. 彻底清创

C. 骨折解剖复位＋内固定

D. 肌腱一期修复

E. 神经一期修复

64. 关于清创术的说法，正确的是

A. 于外伤后6~8小时内清创为宜

B. 于外伤后8~12小时内清创为宜

C. 于外伤后12~24小时内清创为宜

D. 于外伤后24~30小时内清创为宜

E. 于外伤后24~48小时内清创为宜

65. 清创术后的处理，错误的是

A. 石膏外固定患肢，以利组织修复

B. 抬高患肢，防止肿胀

C. 手部各关节应固定于休息位

D. 神经、肌腱、血管修复后于无张力位固定

E. 组织愈合后尽早去除石膏，开始功能锻炼

## 四、案例分析题：每道案例分析题有 3 ~ 12 问。每问的备选答案至少 5 个，最多 12 个，正确答案及错误答案的个数不定。考生每选对一个正确答案给 1 个得分点，选错一个扣 1 个得分点，直至扣至本问得分为 0，即不含得负分。案例分析题的答题过程是不可逆的，即进入下一问后不能再返回修改所有前面的答案。

(66 ~ 73 题共用题干)

病历摘要：患者××，女性，70 岁，不慎跌倒致伤，左髋部后方疼痛、活动障碍 2 天。查体：左下肢呈屈髋、屈膝及外旋畸形，右下肢活动时左髋部疼痛，左足跟和大粗隆有叩击痛。

66. 该患者 X 线片见下图，以下诊断哪些是正确的

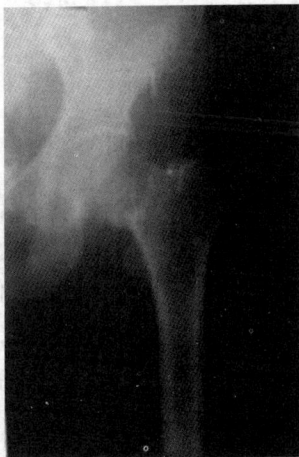

A. 左股骨颈骨折 Garden Ⅰ型

B. 左股骨颈骨折 Garden Ⅱ型

C. 左股骨颈骨折 Garden Ⅲ型

D. 左股骨颈骨折 Garden Ⅳ型

E. 左股骨粗隆间骨折

F. 左股骨颈基底部骨折

G. 左股骨颈骨折头下型

67. 该患者以下处理哪些是正确的

A. 皮肤牵引，保守治疗

B. 复位后行三翼钉内固定

C. 复位后行多钉内固定

D. 复位后行 DHS 内固定

E. 行左人工股骨头置换术

F. 行左全髋关节置换术

G. 行多钉内固定 + 股骨颈植骨术

68. 关于股骨头血供，正确的是

A. 股骨头的血供来自旋股内动脉主干终末支，外骺动脉供给股骨头之外侧 2/3 ~ 3/4

B. 旋股外动脉发出的下骺动脉供给股骨头之内下 1/4 ~ 1/2

C. 圆韧带动脉（内骺动脉）发自闭孔内动脉，供应股骨头陷窝部分

D. 股骨上端有骨髓内动脉

E. 动物实验所见：头下骨折后股骨头血液可减少 83%，颈中骨折则减少 52%

F. 股骨头血液供应血管在股骨头内不形成吻合，所以股骨颈骨折后易发生股骨头坏死

69. 股骨颈骨折的分类包括

A. 股骨头下骨折

B. 经股骨颈骨折

C. 股骨颈中部骨折

D. 股骨颈基底部骨折

E. 股骨颈外展骨折

F. 股骨颈内收骨折

70. 人工全髋关节置换术的适应证有哪些

A. 陈旧性股骨颈骨折

B. 65 岁以上新鲜头下型股骨颈骨折

C. 股骨头缺血性坏死

D. 退行性骨关节炎

E. 类风湿关节炎及强直性脊柱炎

F. 髋关节强直

G. 慢性髋关节脱位

H. 股骨头置换术失败病例

I. 骨肿瘤

71. 人工髋关节置换术后的并发症是

A. 深部静脉栓塞

B. 肺栓塞

C. 伤口感染

D. 假体松动

E. 人工关节脱位

F. 人工关节置换术后股骨骨折

G. 异位骨化

H. 股动静脉损伤

I. 坐骨神经损伤

J. 腓骨神经损伤

72. 为了预防人工髋关节置换术后发生感染，以下措施哪些正确

A. 患者无菌准备：手术野皮肤无菌准备，术前、术中预防性使用抗生素

B. 严格保持手术室的无菌状态

C. 手术操作必须轻柔，减少组织创伤

D. 伤口内放置负压引流管，一般于术后24小时拔出

E. 术后全身使用抗生素

F. 若发生伤口感染，一律拔除假体

73. 为了预防人工关节术后脱位，以下措施哪些正确

A. 正确的掌握角度，将人工关节放置在合适的位置上，是预防术后脱位的关键

B. 无论何种手术途径，必须强调对软组织处理的重要性，术中软组织剥离要适当，尽量少切除软组织，争取缝合关节周围的软组织

C. 选用合适的人工关节，保持有效

头-颈长度，使髋关节的外展肌、内收肌处于平衡状态，以利于维持髋关节的稳定性。对髋关节曾做过手术或髋关节周围软组织较松弛的患者，以选用长颈型人工股骨头为宜

D. 对髋关节周围的增生骨质和髋臼缘、股骨上段残余的骨粘固剂，术中尽可能清除，尤其是髋臼前面以及髋臼下缘、股骨小粗隆处更应清除彻底

E. 术后患肢保持外展中立位，避免过早内收、屈曲

（74~78题共用题干）

患儿，女，13岁。无外伤等诱因，右膝肿痛3天。查体：体温38.7℃，轻度消瘦，浅表淋巴结无肿大，右膝弥漫性肿大伴压痛，活动受限，皮温略高，浮髌试验阳性。

74. 应该进行的检查包括

A. 胸部X线片

B. C反应蛋白

C. 腰椎X线片

D. ESR

E. 抗链"O"

F. 右膝正侧位X线片

G. 右下肢多普勒超声

H. 血常规

75. 提示：关节穿刺抽出淡黄色液体；关节液常规化验：比重1.02，蛋白7.6g/dl，糖58mg/dl。应怀疑的疾病包括

A. 风湿性关节炎

B. 关节结核

C. 绒毛性滑膜炎

D. 反应性滑膜炎

E. 剥脱性骨软骨炎

F. 化脓性关节炎

G. 转移性肿瘤

76. 提示：追问病史，患者有不规则低热、盗汗和乏力史。血常规：白细胞 10.1 × $10^9$/L，中性粒细胞 79%，ESR 58mm/h。结核菌素试验阳性。X 线片示：右膝关节间隙轻度增宽。此时首先应采取的治疗措施包括

A. 局部理疗

B. 关节内应用抗结核药物

C. 关节内应用抗生素

D. 右膝制动

E. 全身抗结核治疗

F. 全身支持疗法

G. 全身应用抗生素

77. 如果经上述治疗无效，此时应进一步采取的措施包括

A. 关节穿刺

B. 病灶清除术

C. 关节切开引流术

D. 关节置换术

E. 关节滑膜切除术

F. 关节融合术

78. 不属于此类疾病临床治愈标准的是

A. 局部症状消失

B. 连续 3 次 ESR 正常

C. 局部症状缓解

D. 全身情况良好，体温正常

E. X 线片表现病灶钙化

F. 连续 5 次 ESR 正常

G. X 线片表现病灶消失

(79 ~ 82 题共用题干)

病历摘要：男性，21 岁。不慎从 3m 高处坠落，双足着地，出现双足跟肿胀、疼痛，腰痛而不能站立。查体：腰 1 棘突有压痛和叩击痛，双足足跟部肿胀且触痛（＋），双下肢感觉正常，足伸踇、伸趾正常，双膝关节伸屈正常。

79. 为了明确诊断，需要做哪些检查

A. 双足 X 线片　　B. 腰椎 X 线片

C. 腰椎 CT　　　　D. 腰椎 MRI

E. 全身骨扫描　　F. 穿刺活检

G. 抽血测 ESR、C 反应蛋白

80. 关于胸腰椎骨折脊髓手术探查的适应证，以下叙述正确的是

A. 椎管内有骨折块压迫脊髓者，如椎板骨折下陷压迫脊髓者，需行椎板切除减压；椎体骨折自前方压迫脊髓者，行侧前方减压

B. 患者为完全截瘫，估计脊髓并未横断，但为完全性脊髓损伤者；或者严重不完全截瘫，拟对脊髓进行探查治疗者

C. 腰椎严重骨折－脱位，完全截瘫，估计马尾神经横断，拟手术缝合修复者

D. 不完全截瘫，伴有严重神经根疼痛，提示神经根受压或神经症状进行性加重者

E. 单纯性胸腰椎压缩性骨折

F. 无神经损伤的轻度胸腰椎爆裂型骨折

81. 胸腰椎骨折常见的并发症有哪些

A. 脊髓损伤　　　B. 马尾神经损伤

C. 压疮　　　　　D. 尿路感染

E. 肺部感染

F. 下肢静脉血栓栓塞

82. 若患者考虑存在脊髓损伤，则下列说法正确的是

A. 一般青年人是脊髓损伤的高发人群

B. 交通事故是导致脊柱－脊髓损伤的重要原因，坠落、砸伤、挤压等也是常见原因

C. 按照脊髓损伤的程度分为不完全性脊髓损伤、完全性脊髓损伤

D. 评估脊髓损伤后感觉及运动等神经功能的障碍，临床上最常用的是《脊髓损伤神经学分类国际标准》（ASIA）

E. 脊髓损伤的运动检查包括运动评分和运动平面确定，其中运动平面指身体两侧具有正常运动功能的最低脊髓节段

F. 在神经平面以下存在运动功能，且平面以下至少一半的关键肌肌力≥3级，可判断为ASIA分级中的C级

（83～93题共用题干）

患者，男性，22岁。因右踝关节扭伤在当地医院就诊。X线检查未见明显骨折现象。临床诊断考虑右踝关节扭伤，行右下肢石膏托外固定。回家后感觉小腿麻木、无力，3天后遂来我院就诊。查体：右小腿石膏固定在功能位，右姆趾背伸功能障碍。

83. 该患者可能损伤的是
    A. 坐骨神经      B. 胫神经
    C. 腓总神经      D. 腓肠神经
    E. 股神经        F. 腓深神经

84. 患者神经损伤最可能的原因是
    A. 神经炎
    B. 扭伤
    C. 石膏压迫
    D. 膝关节损伤合并伤
    E. 一过性神经麻痹

85. 腓总神经最易损伤的部位是
    A. 腓骨头或腓骨颈
    B. 股骨外侧髁
    C. 胫腓骨近段
    D. 胫腓骨中段
    E. 腘窝处
    F. 胫腓骨远段

86. 腓总神经是由下列哪项神经分出的
    A. 胫神经        B. 股神经
    C. 腓肠神经      D. 坐骨神经
    E. 骨间神经

87. 腓总神经分出的神经有
    A. 胫神经        B. 腓肠神经
    C. 骨间神经      D. 腓浅神经
    E. 腓深神经      F. 胫后神经
    G. 胫前神经

88. 腓总神经支配的肌肉是
    A. 胫后肌        B. 腓骨长、短肌
    C. 胫前肌        D. 趾长伸肌
    E. 姆长伸肌      F. 姆短伸肌

89. 腓总神经支配的皮肤感觉区域是
    A. 小腿外侧和足背
    B. 小腿内侧和足背
    C. 小腿外侧和足底
    D. 小腿内侧和足底
    E. 小腿前侧和足背

90. 腓总神经损伤后会出现
    A. 剪刀步态
    B. 蹒跚步态
    C. 高弓马蹄内翻足
    D. 足外翻
    E. 患足下垂内翻
    F. 跖屈内翻畸形

91. 下列辅助检查能确切显示周围神经特别是腓总神经功能的是
    A. 脑电图        B. 超声检查
    C. CT检查        D. X线检查
    E. 肌电图检查    F. 神经电生理检查

92. 腓总神经损伤后手术效果最好的时间是
    A. 1个月内       B. 3个月内
    C. 6个月内       D. 8个月内
    E. 10个月内      F. 1年内

93. 腓总神经损伤常用的手术方式有

A. 神经松解术　　B. 神经吻合术

C. 神经移植术　　D. 神经旷置术

E. 神经介入术

（94～97题共用题干）

患者，男，19岁。因右侧股部远端疼痛并发现肿块5个月就诊。查体：右侧股部远端肿胀，皮肤不发红，无浅表静脉曲张，皮肤温度较健侧高；膝上内侧可扪及肿块，质硬，压痛（＋），固定；膝关节肿胀，浮髌试验（＋），屈曲受限。X线片示：股骨远侧干骺端溶骨和成骨混合性改变，骨质破坏，无膨胀，有 Codman 三角，股骨下端内侧可见软组织肿块影。

94. 需要做下列哪些检查

A. 胸部 X 线片

B. 患肢 CT 扫描

C. 膝关节镜检查

D. 双下肢彩超

E. 穿刺活检

F. 放射性核素骨扫描

G. 血碱性磷酸酶测定

95. 该患者最可能的初步诊断是

A. 骨巨细胞瘤　　B. 骨肉瘤

C. 骨软骨瘤　　　D. 骨髓瘤

E. 硬纤维瘤　　　F. 尤因肉瘤

96. 对该患者应采取的最佳治疗方案是

A. 中药调理，严格卧床

B. 术前化疗→手术→术后化疗

C. 先予化疗，若化疗效果良好，则不行手术

D. 局部行放疗，辅以全身化疗

E. 立即行保肢手术

F. 放射治疗

97. 关于骨肉瘤的描述，不正确的是

A. 好发于青少年或儿童

B. 多见于骨骼生长最活跃的部位，如股骨远端以及胫骨、腓骨和肱骨近端

C. 常伴骨关节功能障碍

D. 血清酸性磷酸酶可升高

E. 典型骨肉瘤的 X 线表现为骨组织同时具有新骨生成和骨破坏的特点

F. 骨肉瘤来源是成骨细胞

（98～100题共用题干）

患者，男，18岁，左小腿酸痛5个月，外伤后加重1天。1年前体育锻炼后出现腰部酸痛，经热敷、口服抗炎止痛药物治疗后1个月好转。5个月前无明显诱因出现左小腿上部酸痛，并向小腿后外侧放射至足跟上方。疼痛开始呈间歇性，阴雨天加重，休息后减轻，逐渐发展为持续性。3个月前在当地医院就诊，行腰部 CT 及 MRI 检查诊断为腰椎间盘突出症，行抗炎镇痛、卧平板床等保守治疗，效果不理想。2个月前左小腿上部扪及一包块，再次到当地医院就诊，诊断为坐骨神经痛，经局部封闭后疼痛有所缓解，而后逐渐自觉左下肢活动不灵活。1天前患者洗澡时不慎跌倒，左小腿上部疼痛加剧。查体：T 36.8℃，BP 110/80mmHg，P 72 次/分，R 20 次/分，一般情况可，心、肺、腹无异常。腰椎生理曲度尚存，无明显压痛和叩击痛；左小腿上端内侧扪及约3cm×4cm大小肿块，肿块较固定且质韧，有明显压痛；右膝关节活动范围：屈伸0°～120°，其他关节活动正常；左侧跟腱反射消失、右侧正常，双侧巴氏征阴性。X线片示左胫骨上段溶骨性破坏，骨皮质边缘毛糙，部分中断，病变边界不清，其内可见斑点状密度增高区，周围可见不规则组织包块。CT 示左胫骨上段溶骨性破坏，散在致密灶，其后方可见软组织包块。MRI 示左胫骨近端呈虫蚀状骨质破坏，破坏区周围可见软组织肿块，呈分叶状，其内及边缘围

以低信号包膜及索条状分隔，病灶信号混杂，呈等 $T_1$、长 $T_2$ 并混杂短 $T_1$、长 $T_2$ 信号改变。实验室检查：血常规和肝功能正常，ESR 2mm/h，RF 阴性，抗链 "O" 阴性，血清碱性磷酸酶（ALP）60U/L（45～125U/L），血清钙 2.45mmol/L（2.1～2.7mmol/L），血清磷 1.24mmol/L（0.8～1.6mmol/L）。

98. 该患者首先应考虑以下哪种诊断
   A. 左腿急性骨髓炎
   B. 左胫骨上段骨软骨瘤
   C. 骨结核
   D. 转移性骨肿瘤
   E. 慢性骨髓炎
   F. 原发性恶性骨肿瘤

99. 如果明确诊断尚必需行哪些检查
   A. 超声检查
   B. 局部骨关节与胸部 X 线检查
   C. MRI 检查
   D. CT 检查
   E. 尿本－周蛋白测定
   F. 穿刺活检或手术活检

100. 应选择下列哪些治疗措施
   A. 病灶刮除＋植骨
   B. 病灶不处理，严密观察
   C. 瘤段切除，假体植入
   D. 新辅助化疗
   E. 放射治疗
   F. 截肢或保肢术

# 全真模拟试卷（六）

一、单选题：每道试题由 **1 个题干**和 **5 个备选答案组成，题干在前，选项在后。选项 A、B、C、D、E** 中只有 **1 个**为正确答案，其余均为干扰选项。

1. 女性，4 岁。摔倒后肩部疼痛，检查患肩下沉，患肢活动障碍，头部向患侧偏斜，杜加（Dugas）征阴性。最可能的诊断是
   A. 肩关节脱位
   B. 臂丛神经损伤
   C. 锁骨骨折
   D. 肱骨外科颈骨折
   E. 桡骨头半脱位

2. 83 岁老人，平素体质一般，跌倒后致股骨颈头下型骨折，骨折分型呈 Garden Ⅲ型，最合适的治疗是
   A. 皮牵引治疗
   B. 髋人字石膏固定
   C. 骨牵引治疗
   D. 股骨粗隆间截骨术
   E. 人工股骨头置换术

3. 早期滑膜结核与类风湿关节炎鉴别的可靠依据是
   A. 单一关节肿痛
   B. 红细胞沉降率高于正常
   C. X 线检查示关节间隙变窄
   D. 滑膜组织病理学检查
   E. 结核菌素试验

4. 最早发现发育性髋关节脱位的检查方法为
   A. 观察跛行步态或鸭行步态
   B. Trendelenburg 征

   C. 双髋 X 线摄片测定髋臼角和股骨头位置
   D. Ortolani 征
   E. 观察臀皱襞加深上移

5. Colles 骨折发生在
   A. 桡骨的远端
   B. 桡骨干
   C. 桡骨的任何部位
   D. 尺骨的远端
   E. 桡骨的近端

6. 成人股骨头的血液不来源于
   A. 股骨头圆韧带内的小凹动脉
   B. 股骨干滋养动脉升支
   C. 旋股内侧动脉分支
   D. 旋股外侧动脉分支
   E. 臀上动脉分支

7. 女性，14 岁，右小腿酸痛 2 个月，进行性加重近 1 周，疼痛难忍，夜间尤其明显，伴发热 38℃。体格检查：右胫骨中段膨隆，压痛，局部皮温增高。X 线片显示胫骨中段骨质破坏，骨膜呈葱皮样改变。诊断为尤因肉瘤，主要应与以下哪一种病变相鉴别
   A. 骨结核          B. 化脓性骨髓炎
   C. 骨囊肿          D. 骨纤维肉瘤
   E. 骨纤维异常增殖症

8. 12 岁女孩，左膝关节弥漫性肿胀已 10 个月，自觉轻度疼痛，无外伤史。检查见左膝关节肿胀。X 线片显示肌肉分层不清，骨质轻度疏松但无破坏。可能的诊断为
   A. 左膝关节结核性滑膜炎

B. 左膝关节风湿性关节炎

C. 左膝关节色素沉着绒毛结节性滑膜炎

D. 左膝关节滑膜瘤

E. 左膝关节类风湿性滑膜炎

9. 与拇指外展运动有关的神经（如图）是

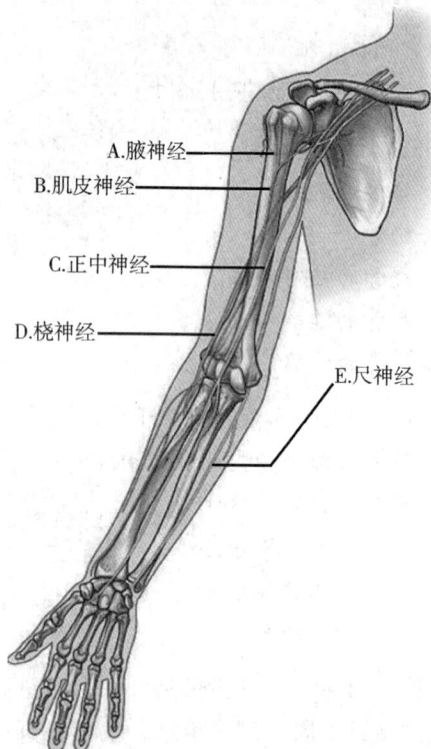

A. 腋神经　　　　B. 肌皮神经

C. 正中神经　　　D. 桡神经

E. 尺神经

10. 化脓性关节炎经穿刺吸脓局部注入抗生素效果明显，停止穿刺的指征是

A. 疼痛明显减轻

B. 体温接近正常

C. 功能有所恢复

D. 胀痛基本消退

E. 关节积液消失，体温正常

11. 颈椎病的病理基础是

A. 颈椎后纵韧带增生

B. 颈椎间盘退变

C. 颈椎黄韧带增生

D. 脊髓受压

E. 神经根受压

12. Finkelstein 征阳性提示

A. 腕管综合征

B. 桡骨茎突狭窄性腱鞘炎

C. 扳机拇

D. 桡侧屈腕肌肌腱炎

E. 胸廓出口综合征

13. 以下疾病需要与先天性肌性斜颈相鉴别，除外

A. 骨性斜颈　　　B. 颈椎半脱位

C. 眼肌异常　　　D. 听力障碍

E. 先天性高肩胛症

14. 下列哪项不属于导致骨折断端移位的因素

A. 暴力的大小和作用方向

B. 肌牵拉力

C. 伤者的年龄

D. 搬运及治疗不当

E. 肢体远侧段的重量

15. 急性血源性骨髓炎的好发部位是

A. 尺骨、桡骨　　B. 肱骨、肩胛骨

C. 胫骨、股骨　　D. 髋骨、骶骨

E. 脊椎骨

16. Trendelenburg 试验常用来检查

A. 臀大肌是否瘫痪

B. 髋关节的臀中、小肌功能及股骨头与骨盆的关系是否正常

C. 下肢长短是否等长

D. 腰部是否有侧弯畸形

E. 髋关节是否强直

17. Colles 骨折时，以下情况最少见的是

A. 骨折畸形愈合

B. 合并下尺桡关节脱位

C. 合并尺骨茎突骨折

D. 合并腕三角软骨盘破裂

E. 骨折不愈合

18. 闭合性骨盆骨折可引起的并发症，下述最准确的是

    A. 神经损伤

    B. 膀胱或后尿道损伤

    C. 直肠损伤

    D. 腹膜后血肿

    E. 以上都是

19. 股骨颈骨折 Garden 分型是根据

    A. 骨折线走向

    B. 骨折部位

    C. 骨折粉碎程度

    D. 骨折移位程度

    E. 骨折的类型

20. 脱位发生率最高的关节是

    A. 肩关节        B. 肘关节

    C. 髋关节        D. 膝关节

    E. 骶髂关节

21. 关于磁共振成像（MRI）的叙述，不正确的是

    A. 患者体内有任何金属假体的情况下，均是 MRI 检查的禁忌证

    B. 对于了解肿瘤范围和邻近组织被侵犯的情况，相当于 CT 和 γ 照像二者效果的总和

    C. 患者体内有心脏起搏器是 MRI 检查的绝对禁忌证

    D. 可用于诊断 X 线片阴性的应力性骨折

    E. 对韧带、肌腱的软组织损伤敏感

22. 患者，男，22 岁。左上臂刀伤，活动受限 2 小时。查体：左上臂短缩与成角畸形，伤口约 5cm×6cm 大小，可见骨折端外露。X 线片示：左肱骨中段横行骨折，移位明显。不宜采用的处理是

    A. 清创缝合＋外固定支架

    B. 清创缝合＋钢板内固定

    C. 手法复位＋小夹板固定

    D. 抗生素＋TAT

    E. 清创缝合＋悬吊石膏固定

23. 下列临床表现与腰 5～骶 1 椎间盘后凸无关的是

    A. 腰腿痛

    B. 直腿抬高试验和加强试验阳性

    C. 外踝部和足背外侧痛觉减退

    D. 膝反射异常

    E. 踝反射异常

24. 有关颅骨牵引是颈椎骨折及脱位常用的治疗措施，下列说法正确的是

    A. 屈曲型骨折脱位仅需维持于屈曲位牵引

    B. 屈曲型骨折脱位需立即复位，维持于过伸位牵引

    C. 屈曲型骨折脱位需立即复位，先维持于过伸位牵引，再逐渐过渡到中立位

    D. 过伸型骨折脱位需维持于略屈曲位牵引

    E. 屈曲型骨折脱位需维持于略过伸位牵引

25. 肱骨干中、下 1/3 骨折最易损伤

    A. 正中神经        B. 尺神经

    C. 桡神经        D. 腋神经

    E. 肌皮神经

**二、多选题：每道试题由 1 个题干和 5 个备选答案组成，题干在前，选项在后。选项 A、B、C、D、E 中至少有 2 个正确答案。**

26. 腕部尺神经（如图）切割伤，可引起下列哪些症状

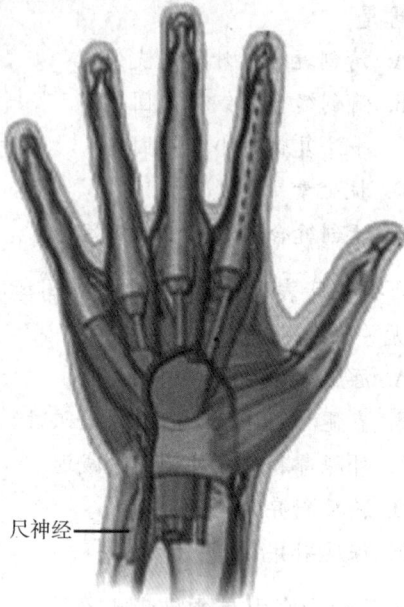

尺神经——

A. 小鱼际肌萎缩

B. 尺侧屈腕肌力减弱

C. 环、小指夹指力减弱

D. 手部尺侧2个半手指背侧感觉障碍

E. 手部尺侧1个半手指掌侧感觉障碍

27. 患者，男，30岁，右示指近节离断再植术后10小时，发现再植指体发灰，皮温比健侧低3℃，可以采取的措施是

A. 暂不处理，继续观察

B. 更换敷料

C. 肌内注射罂粟碱60mg

D. 溶栓治疗

E. 手术探查

28. X线片提示距桡骨下端关节面3cm内有骨折线，该骨折可能是

A. Smith 骨折　　B. Colles 骨折

C. Monteggia 骨折　D. Galeazzi 骨折

E. Barton 骨折

29. 与休门病有关的因素包括

A. 骨质疏松

B. 生长激素

C. 遗传因素

D. 软骨内骨化紊乱

E. 脊柱的生长板存在软骨缺失

30. 临床上检查股骨大转子是否上移的方法有

A. 髂坐线测定法（Nélaton 线）

B. 大转子与髂前上棘间水平距离测定法（Bryant 三角）

C. 髂转线试验

D. 髂坐线和股骨颈闭孔线测定法

E. 髂转线、髂坐线和股骨颈闭孔线测定法

31. 四肢新鲜闭合性骨折切开复位内固定的适应证是

A. 骨折端间有软组织嵌夹，手法复位失败

B. 关节内骨折，手法复位对位不好

C. 并发主要血管损伤

D. 并发主要神经损伤

E. 多发骨折

32. 下述哪些为先天性肌性斜颈行胸锁乳突肌全切除的注意事项

A. 避免损伤锁骨下静脉、颈总静脉

B. 幼年患者最好在锁骨上1~2cm处做横切口

C. 术中仔细结扎止血

D. 避免损伤副神经

E. 切除胸锁乳突肌后，仔细检查有无紧张的肌纤维

33. 骨关节炎的治疗措施包括

A. 患者教育

B. 物理治疗

C. 予抗炎镇痛药

D. 予改善病情类抗风湿药物及软骨保护剂

E. 手术疗法

34. 蛋白质生物合成过程包括

A. 活化及其与专一 tRNA 的连接、肽链的合成和新生肽链的加工三大

步骤

B. 中心环节是肽链的合成

C. 有关的生化反应均在核糖体发生，因此也称为核糖体循环

D. 肽链延长的方向是从羧基端（C端）向氨基端（N端）

E. 新生的肽链即是具有自然空间结构的功能性蛋白质

35. 骨折的专有体征包括

A. 局部肿痛

B. 反常活动

C. 局部压痛及间接挤压痛

D. 畸形改变

E. 骨擦音及骨擦感

36. 有关外伤性关节脱位的说法，正确的是

A. 均有明确的外伤史

B. 肘关节发病率最高

C. 受伤关节疼痛、肿胀、功能障碍

D. 肩关节脱位合并骨折较少见

E. X线片对观察是否合并骨折有重要作用

37. 在下列骨折中属于完全性骨折的有

A. 横行骨折　　　B. 斜行骨折

C. 粉碎性骨折　　D. 嵌插骨折

E. 压缩性骨折

38. 骨折的临床愈合标准包括

A. 拆除外固定后，上肢向前平举 1kg 重物持续 1 分钟

B. X线片显示骨折线消失

C. X线片显示骨折线模糊

D. 拆除外固定后，上肢向前平举 3kg 重物持续 1 分钟

E. 拆除外固定后，上肢向前平举 1kg 重物持续 3 分钟

39. 双侧骶髂关节炎加之下列哪些项即可诊断为强直性脊柱炎

A. 胸部疼痛及僵硬感

B. 腰痛 3 个月以上，休息后可缓解

C. 腰椎活动受限

D. 胸廓扩张活动受限

E. 腰部外伤史

40. 骶骨肿瘤易被误诊为以下哪些疾病

A. 脊索瘤　　　　B. 骨巨细胞瘤

C. 神经纤维瘤　　D. 骨囊肿

E. 骶管囊肿

41. 骨关节结核病灶清除术适应证包括

A. 病灶内有大块死骨或脓肿

B. 脊柱结核伴有截瘫

C. 窦道长期不愈

D. 单纯滑膜结核或单纯骨结核经非手术治疗无效者

E. 单纯骨结核髓腔内积脓压力过高者

42. 治疗肩关节前脱位，下列哪些说法不正确

A. 应首先手法复位，一般可在局麻下进行

B. 复位成功，Dugas 征由阳性转为阴性

C. 常采用肩关节盂切骨成形术

D. 复位后次日，应立即开始活动肩关节，以防粘连形成肩周炎

E. 超过 2 周的肩关节脱位，试图复位失败后，需及时切开复位

43. 踝关节扭伤的分类不同，其损伤机制也有所不同，其分类方法包括以下哪几种

A. 按受伤机制分，旋后伤、旋前伤、外旋伤、内翻伤、外翻伤

B. 按解剖特点分，单纯伤、联合伤

C. 按损伤的病理特点分，部分断裂、完全断裂

D. 按病程分，新鲜断裂、陈旧断裂

E. 按损伤程度分，重度、中度、轻度

44. 关于颈椎间盘突出手术治疗，下列错误的是
    A. 非手术治疗无效的反复发作者需手术治疗
    B. 神经根型颈椎病常需手术治疗
    C. 伴椎管狭窄者一般行前路手术
    D. 后路手术以减压为主，一般不行髓核摘除
    E. 前路手术一般不需植骨

45. 关于骨软骨瘤的病变，下列哪几项正确
    A. 是最多见的良性骨肿瘤
    B. 主要的症状是疼痛性肿块以及突起部位表面皮肤的疼痛
    C. 外科切除包括突出的骨、软骨外膜
    D. 恶性变较少见
    E. 一经发现，均应早期手术切除

三、共用题干单选题：叙述一个以单一病人或家庭为中心的临床情景，提出 2～6 个相互独立的问题，问题可随病情的发展逐步增加部分新信息，每个问题只有 1 个正确答案，以考查临床综合能力。答题过程是不可逆的，即进入下一问后不能再返回修改所有前面的答案。

(46～48 题共用题干)

男性，10 岁，发热、咳嗽、咽痛 1 周。近 2 日颈背痛，头部不能屈伸、旋转，四肢无异常。

46. 考虑的诊断为
    A. 落枕（颈项部肌肉筋膜炎）
    B. 寰枢椎半脱位
    C. 风湿性肌炎
    D. 强直性脊柱炎
    E. 颈椎结核

47. 最简便有效的检查为
    A. 颅底侧位和张口正位 X 线平片

    B. 颈部 CT
    C. 颈段 MRI
    D. 外周血白细胞计数和分类
    E. 风湿免疫全套化验

48. 应采取的治疗措施为
    A. 手术复位固定
    B. 卧床休息，加强全身支持疗法
    C. 卧床以颌枕带持续牵引 + 抗生素治疗
    D. 卧床休息，激素治疗
    E. 手法复位，石膏固定

(49～50 题共用题干)

男性，15 岁，诉跛行、有时跌跤已有 12 年。3 岁时因"感冒"曾发热 38.6℃，伴头痛、肌肉酸痛，5 天后热退发现左足不能主动背伸。查体：左小腿肌肉萎缩，皮肤感觉正常，肌张力不高，胫前肌呈不完全性弛缓性瘫痪。

49. 该患者最可能的诊断是
    A. 大脑性瘫痪
    B. 隐性脊柱裂
    C. 马尾部肿瘤
    D. 脊髓灰质炎后遗症
    E. 腓总神经损伤

50. 进一步检查发现该患者胫前肌有收缩，但不能带动关节活动；其他肌肉肌力正常。此胫前肌的肌力为
    A. 0 级          B. 1 级
    C. 2 级          D. 3 级
    E. 4 级

(51～54 题共用题干)

某男性，不慎摔倒，伤后感到右髋部疼痛，送往医院检查。X 线片诊断：右股骨颈经颈型骨折，移位明显。

51. 如果该患者年龄为 80 岁，身体健康，最合适的治疗方法为
    A. 牵引治疗

B. 切开复位，内固定，植骨

C. 闭合复位，穿针固定

D. 人工股骨头置换

E. 全髋关节置换

52. 如果该患者年龄为 45 岁，最合适的治疗方法为

  A. 牵引治疗

  B. 切开复位，内固定，植骨

  C. 闭合复位，穿针固定

  D. 人工股骨头置换

  E. 全髋关节置换

53. 上述患者面临的最大问题是

  A. 疼痛

  B. 髋内翻

  C. 骨折不愈合

  D. 股骨头缺血性坏死

  E. 感染

54. 如果该患者年龄为 65 岁，身体健康，最合适的治疗方法为

  A. 牵引治疗

  B. 切开复位，内固定，植骨

  C. 闭合复位，穿针固定

  D. 人工股骨头置换

  E. 全髋关节置换

(55～57 题共用题干)

  女性，40 岁，连续行走时两侧臀腿痛，需间歇性下蹲休息，病史 2 年。开始能连续行走半小时，随后间歇期逐渐缩短，现在行走 200 米就出现症状，平卧时无症状。查体腰椎 4～5 间隙压痛，无放射痛，直腿抬高左、右均达 70°，两下肢感觉、肌力均正常。

55. 其诊断考虑为

  A. 腰椎间盘突出症

  B. 腰背部软组织劳损

  C. 腰椎管狭窄症

  D. 腰椎滑脱症

E. 腰椎管肿瘤

56. 如果 X 线正、侧位片显示：腰 4 椎体向前Ⅱ度滑脱，通常再进行哪项检查

  A. 腰椎 4～5 的 CT 摄片

  B. 放射性核素骨扫描

  C. 肌电图检查

  D. X 线片腰椎左、右斜位片

  E. 抽血化验抗链 "O"、ESR、类风湿因子

57. 根据该患者的症状与体征，以及腰 4 椎体Ⅱ度滑脱的 X 线片，最适宜采用哪一种治疗方案

  A. 卧硬板床休息 4 周

  B. 长期腰围固定

  C. 石膏腰围带单腿固定 3 个月

  D. 手术后路椎板切除减压

  E. 脊柱后路内固定，椎间植骨融合

(58～60 题共用题干)

  患者，女，55 岁，不慎跌倒致背部疼痛 6 小时入院。查体：下胸椎棘突压痛明显、后凸增大，腹股沟平面以下浅感觉减退，排尿障碍。X 线片示 $T_{10}$ 椎体楔形变，$T_8$、$T_{10}$ 和 $T_{12}$ 椎体骨小梁稀疏而增粗，呈栅栏样。

58. 最可能的脊椎病变是

  A. 血管瘤    B. 骨质疏松

  C. 转移瘤    D. 骨髓瘤

  E. 骨巨细胞瘤

59. 对该患者的下一步诊治通常不包括

  A. 持续导尿   B. CT

  C. MRI     D. ECT

  E. 切开活检

60. 对该患者可能的治疗不包括

  A. 脱水治疗

  B. 化疗

  C. 肾上腺皮质激素

D. 椎体成形术

E. 脊髓减压、内固定术

（61~63 题共用题干）

16 岁女孩，左小腿上段肿胀伴疼痛半年，近 1 个月来肿胀明显、夜间痛明显。查体：左胫骨上端肿胀严重，压痛明显，浅静脉怒张，扪及一 6cm×7cm 硬性肿块且固定，肿块边界不清。X 线片示左胫骨上段呈虫蚀状溶骨性破坏，骨膜反应明显，可见 Codman 三角。

61. 最可能的诊断是

    A. 左胫骨慢性骨髓炎

    B. 左胫骨软骨肉瘤

    C. 左胫骨骨巨细胞瘤恶变

    D. 左胫骨骨肉瘤

    E. 左胫骨骨软骨瘤恶变

62. 在住院行手术治疗前，应常规进行下列哪项检查

    A. 淋巴结活检

    B. 头颅 CT

    C. 胃肠道钡餐检查

    D. 胸部 X 线摄片

    E. 骨髓穿刺

63. 患者确诊为骨肉瘤，最佳治疗方案是

    A. 单纯化疗

    B. 单纯放疗

    C. 截肢术，术前、术后化疗

    D. 病灶刮除 + 植骨术，术前、术后化疗

    E. 病灶刮除 + 骨水泥充填术，术前、术后化疗

（64~65 题共用题干）

患者，男性，31 岁。无诱因出现下腰痛 5 年，右下肢放射痛 6 个月，卧床好转后再发 3 个月，放射痛自腰部沿右臀部、右大腿后侧、小腿后方至足底外缘。体检痛觉减退区位于右小腿后外侧，足外缘及第 4、5 趾；跟腱反射减退；右下肢直腿抬高试验 60°（+）、加强试验（+）。

64. 如脊柱检查见腰椎向右侧凸畸形，这种畸形最可能的病因是

    A. 特发性　　　　B. 神经性

    C. 外伤性　　　　D. 姿势代偿性

    E. 先天性

65. 如果上述体征存在，临床上最可能的诊断为

    A. 神经根鞘瘤

    B. 退变性腰椎管狭窄症

    C. $L_5 \sim S_1$ 椎间盘后外侧突出症

    D. $L_{3 \sim 4}$ 椎间盘后外侧突出症

    E. $L_{4 \sim 5}$ 椎间盘后外侧突出症

**四、案例分析题：每道案例分析题有 3~12 问。每问的备选答案至少 5 个，最多 12 个，正确答案及错误答案的个数不定。考生每选对一个正确答案给 1 个得分点，选错一个扣 1 个得分点，直至扣至本问得分为 0，即不含得负分。案例分析题的答题过程是不可逆的，即进入下一问后不能再返回修改所有前面的答案。**

（66~70 题共用题干）

病历摘要：患儿 ×××，男性，9 岁，右大腿下段肿痛 3 个月。查体：T 36.7℃，P 80 次/分。右大腿下段皮肤肿胀，质硬，血管怒张，触痛（+），叩击痛（+）。其余体检未见阳性体征。实验室检查：ESR 20mm/h。

66. 根据资料，该患儿可能是下列哪种疾病

    A. 右股骨成骨肉瘤

    B. 右股骨骨巨细胞瘤

    C. 右股骨骨髓炎

    D. 右大腿横纹肌肉瘤

    E. 右大腿恶性纤维组织细胞瘤

    F. 右股骨骨质旁肉瘤

    G. 右股骨尤因肉瘤

67. 为了明确诊断，还需做哪些检查
    A. 右胫骨正侧位 X 线
    B. 右大腿 CT
    C. 右大腿 MRI
    D. 骨扫描
    E. DSA
    F. ALP
    G. 血清铜、锌测定
    H. 穿刺活检

68. 该患儿最可能的诊断是（提示：该患儿 X 线片如图）

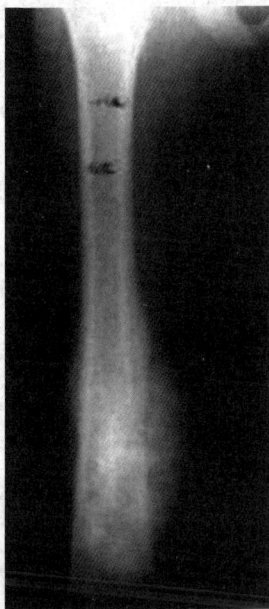

    A. 右股骨成骨肉瘤
    B. 右股骨骨巨细胞瘤
    C. 右股骨骨髓炎
    D. 右大腿横纹肌肉瘤
    E. 右大腿恶性纤维组织细胞瘤
    F. 右股骨骨质旁肉瘤
    G. 右股骨尤因肉瘤

69. 关于成骨肉瘤，以下叙述哪些是正确的
    A. 大多数发生在 10~20 岁；女性多于男性，为 2:1
    B. 骨肉瘤好发于干骺端

C. 骨肉瘤好发的部位是：股骨远端及胫骨、肱骨的近端
    D. 骨肉瘤的病理诊断主要依据是病灶要有肉瘤性的基质组织，以及由它直接转变而成的骨样组织及骨小梁
    E. 骨肉瘤常发生肺转移

70. 该患儿的治疗，以下叙述正确的是
    A. 先全身化疗
    B. 局部 DSA 灌注栓塞化疗
    C. 瘤段切除 + 携带监测皮岛的腓骨与异体骨移植
    D. 瘤段切除 + 安装膝关节假体
    E. 右大腿截肢
    F. 瘤段切除 + 以踝代膝

(71~73 题共用题干)

患者，男，40 岁，由高处跃下时，出现髋关节疼痛，伸屈髋关节活动时出现弹响，出现髋关节交锁，行走时自觉关节不稳。

71. 最可能的诊断是
    A. 股骨头坏死
    B. 股骨颈骨折
    C. 髋关节骨关节炎
    D. 髋关节盂唇损伤
    E. 髋关节脱位

72. 为明确诊断，对该患者应采用的检查是
    A. 磁共振成像    B. CT
    C. X 线    D. B 型超声
    E. 髋关节镜探查

73. 髋关节镜常用的入路包括
    A. 前内侧入路    B. 外侧入路
    C. 内侧入路    D. 前侧入路
    E. 前外侧入路

(74~77 题共用题干)

患者，男，12 岁。主因在学校打篮球

时发生冲撞，突发左肱骨疼痛，不敢活动而被急送入院。既往无任何病史。

74. 为明确诊断应紧急检查的项目为（提示 查体：生命体征稳定。左肱骨干肿胀，无畸形，压痛明显；左手部活动正常，桡动脉搏动正常）

   A. 血常规

   B. 全身骨扫描

   C. 血生化

   D. 左肱骨 MRI 或 CT

   E. 左肱骨 X 线平片

   F. 腹部 X 线平片

   G. 颅脑 CT

   H. 胸部正侧位 X 线片

75. 最可能的诊断为（提示：左肱骨干骺端 X 线片发现斜行骨折，无移位，同时干骺端部位皮质变薄，局部膨胀；有一溶骨性病灶，病灶内无钙化，无骨膜反应）

   A. 骨肉瘤合并病理骨折

   B. 尤因肉瘤合并病理骨折

   C. 骨囊肿合并病理骨折

   D. 淋巴瘤合并病理骨折

   E. 骨巨细胞瘤合并病理骨折

   F. 骨纤维发育不良合并病理骨折

   G. 棕色瘤合并病理骨折

   H. 骨嗜酸性肉芽肿合并病理骨折

76. 此时最佳的紧急处理方式是

   A. 穿刺活检

   B. 急诊手术，肿瘤刮除，植骨内固定

   C. 小夹板或石膏外固定

   D. 大剂量化疗

   E. 放疗

   F. 急诊手术，瘤段截除、假体置换术

   G. 急诊手术，外固定架固定

   H. 急诊截肢术

77. 1 个月后骨折愈合，如何进一步处理

病灶

   A. 可暂不处理，继续观察，定期复查

   B. 病灶内注射皮质类固醇激素，定期复查

   C. 病灶刮除植骨术

   D. 截肢术

   E. 大剂量化疗后，再行瘤段截除、假体置换术

   F. 放疗

   G. 病灶内注射化疗药物

（78～80 题共用题干）

患者，女，67 岁，左侧人工全膝关节置换术后 1 周，左小腿肿胀 2 天。患者术后第 1 天起给予常规剂量低分子肝素抗凝。查体：左小腿肿胀，小腿内侧可见皮下瘀斑，踝关节附近可凹性水肿，腓肠肌压痛。

78. 患者最可能的诊断是

   A. 低蛋白血症    B. 皮下出血

   C. 软组织损害    D. 深静脉血栓形成

   E. 血管损伤    F. 心源性水肿

79. 为明确诊断，下列检查最常用的是

   A. 动脉血气分析

   B. 下肢静脉彩色超声

   C. 下肢动脉彩色超声

   D. 血 D－二聚体

   E. 凝血功能

   F. 下肢静脉造影

80. 目前可进行的处理是

   A. 补充白蛋白

   B. 继续抗凝治疗

   C. 左下肢抬高

   D. 足底静脉泵

   E. 下肢脉冲加压装置

   F. 控制入液量

（81～88 题共用题干）

患者，男性，26 岁。发现左踝部肿物 1 年余，无压痛，未影响行走及工作。左

踝 X 线示：左胫骨下端骨皮质变薄，局部无骨膜反应。

81. 该患者最可能的诊断是
    A. 骨巨细胞瘤　　B. 良性骨肿瘤
    C. 骨肉瘤　　　　D. 骨结核
    E. 骨软骨肉瘤　　F. 骨纤维肉瘤

82. 为明确诊断，还需完善的检查是
    A. 血清碱性磷酸酶检查
    B. 放射性核素骨扫描
    C. AFP 检查
    D. MRI 检查
    E. 局部穿刺活组织病理检查
    F. CT 检查

83. 关于骨肿瘤的流行病学特点，以下描述正确的有
    A. 原发性良性肿瘤比恶性肿瘤多见
    B. 骨肉瘤多发生于儿童和青少年
    C. 女性较男性多见
    D. 骨肿瘤好发于长骨的干骺端
    E. 骨肉瘤是原发性恶性骨肿瘤发病率最高的疾病
    F. 良性骨肿瘤以骨软骨瘤、软骨瘤较为多见

84. 有关骨肿瘤的辅助检查，以下描述正确的有
    A. 恶性骨肿瘤无需常规拍摄胸部 X 线片
    B. X 线检查对骨肿瘤的诊断具有重要价值
    C. X 线表现为葱皮现象，多见于尤因肉瘤
    D. Codman 三角多见于骨肉瘤
    E. 肥皂泡样常见于骨巨细胞瘤
    F. 穿刺病理活检可帮助明确诊断

85. 关于骨肿瘤的分期，以下描述正确的有
    A. 治疗方案根据外科分期确定
    B. 局限于皮质或骨膜范围内的骨肿瘤定义为 $T_1$
    C. 对于 I 期的肿瘤，为了避免复发和转移，需要进行彻底切除
    D. 对于 II 期肿瘤，常需在手术彻底切除的基础上辅助化疗以降低手术的风险
    E. 尚未侵入皮质的骨旁肿瘤定义为 $T_2$
    F. M 表示是否转移。$M_0$：无转移；$M_1$：已发生转移

86. 内生软骨瘤的 X 线表现特征是
    A. 肿瘤骨密度增高
    B. "肥皂泡"样改变
    C. 溶骨性骨破坏
    D. "葱皮"样骨膜反应
    E. "日光射线"样骨膜反应
    F. 分叶状、膨胀性、椭圆形透明阴影

87. 关于软骨瘤，以下叙述正确的有
    A. 也称内生软骨瘤，为第二常见的良性骨肿瘤
    B. 好发于手足短管状骨
    C. 以疼痛、肿胀居多，有时因病理骨折来就诊
    D. X 线表现为溶骨性破坏，皮质变薄而无膨胀
    E. 治疗以刮除为主，复发率较低
    F. 一般无疼痛，少数有酸胀感

88. 关于骨巨细胞瘤的临床特点，叙述正确的有
    A. 可能起源于骨髓内间叶组织的溶骨性肿瘤
    B. 是一种潜在恶性或介于良、恶性之间的溶骨性肿瘤
    C. 主要症状为疼痛、局部肿胀、压痛和运动受限
    D. 好发于 20～40 岁，好发部位为股骨下端和胫骨上端
    E. 可出现病理骨折

（89～91 题共用题干）

女，41 岁。腰部撞伤后腰痛 1 个月，来院就诊。诉疼痛与体位有关，平卧位时疼痛缓解，坐起或站立时疼痛加重。

89. 如怀疑为腰椎滑脱，则应首先进行下列哪些辅助检查

    A. 腰骶部 MRI

    B. 腰椎斜位 X 线检查

    C. 腰椎过伸过屈位 X 线检查

    D. 腰部超声

    E. 腰椎正侧位 X 线片

    F. 放射性同位素骨扫描

90. 腰椎侧位 X 线片上，腰 4 椎体的后缘位于腰 5 椎体上缘前后径的后 1/3 处，则滑脱的程度为

    A. Ⅰ 度         B. Ⅱ 度

    C. Ⅲ 度         D. Ⅳ 度

    E. Ⅴ 度         F. Ⅵ 度

91. 合理有效的治疗方式有

    A. 佩戴腰围

    B. 佩戴胸－腰－骶支具

    C. 局部封闭

    D. 腰部理疗

    E. 手术治疗

    F. 继续观察，暂不予处理

（92～96 题共用题干）

患者，女性，45 岁。因"腰腿痛伴右小腿麻木 4 年"入院。检查：$L_{4～5}$ 棘突间隙有压痛，右小腿外侧皮肤感觉减退，双下肢直腿抬高试验（－）。

92. 根据以上资料，下述哪些疾病不能排除

    A. 腰椎峡部裂

    B. 腰椎滑脱

    C. 腰椎失稳

    D. 腰椎间盘突出症

    E. 腰椎结核

    F. 腰椎椎管狭窄症

93. 还需做哪些检查

    A. 腰椎 X 线正侧位片

    B. 腰椎 X 线侧位动力位片

    C. 腰椎 CT 或 CTM

    D. 腰椎 MRI

    E. 腰椎穿刺及脑脊液检查

    F. 椎管造影

    G. 肌电图检查

94. 提示：该患者的 X 线片如下图。该患者的诊断是

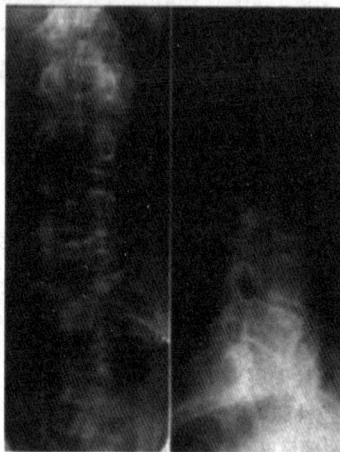

    A. $L_4$ 椎弓峡部裂合并 $L_4$ 滑脱 Ⅰ 度

    B. $L_{4～5}$ 椎间盘突出症

    C. 腰椎椎管狭窄症

    D. 腰椎结核

    E. 腰椎肿瘤

    F. 腰椎骨折

95. 该患者最佳的治疗方案是

    A. 保守治疗

    B. 手术治疗

    C. 先保守治疗，无效再行手术治疗

    D. 局部封闭治疗

    E. 腰部支具固定

    F. 动态观察病情演变

96. 该患者的手术方案是

    A. 后入路 $L_4/L_5$ 椎间盘切除＋椎间 Cage 融合＋后路椎弓根钉系统内固定

B. 后入路 $L_4/L_5$ 椎间盘切除 + 椎间
植骨

C. $L_4/L_5$ 椎间盘切除 + 横突间植骨

D. $L_4$ 椎板切除 + 横突间植骨

E. 后入路 $L_4/L_5$ 椎间盘切除 + 椎间植骨 + 后路椎弓根钉系统内固定

F. 后入路 $L_4/L_5$ 椎间盘、椎板切除 + 椎间 Cage 融合 + 后路椎弓根钉系统内固定

(97～100 题共用题干)

患者，男，15 岁，右膝关节下方疼痛、肿胀，关节活动障碍 6 个月。查体：右膝关节下方肢体较对侧增粗 3.2cm，表面皮温高，可见静脉怒张及局部压痛。X 线片示右胫骨干骺端溶骨性及成骨性破坏，可见日光射线样骨膜反应及软组织肿块。碱性磷酸酶 490U/L。

97. 最可能的诊断为

A. 纤维肉瘤    B. 骨巨细胞瘤

C. 尤因肉瘤    D. 软骨肉瘤

E. 骨肉瘤    F. 骨转移癌

98. 该病例确诊的依据为

A. 放射性核素扫描

B. X 线片

C. 血管造影

D. 活组织检查

E. MRI 检查

F. CT 检查

99. 提示：患者进行病理活检后提示可见幼稚骨样基质及梭形异型细胞。该患者的主要治疗方式包括

A. 手术    B. 放疗

C. 化疗    D. 靶向治疗

E. 生物治疗    F. 抗生素治疗

100. 对于骨肉瘤的临床特点，下列哪些是不正确的

A. 骨肉瘤好发于四肢骨骺生长最快的股骨远端、胫骨近端和肱骨近端

B. 一般不发生病理骨折

C. 一旦病理学检查确诊为骨肉瘤，应该马上行截肢手术

D. 骨肉瘤也较多发于脊柱、骨盆

E. 全部患者中，80%～90% 病变发生于髋关节周围

F. 局部出现软组织肿块，质硬，增长速度较快

高级卫生专业技术资格考试用书

# 骨外科学全真模拟试卷与解析

## 答案解析

英腾教育高级职称教研组　编写

中国健康传媒集团
中国医药科技出版社

# 目 录

# 全真模拟试卷（一）答案解析

## 一、单选题

**1. B** 股骨头圆韧带内的小凹动脉，提供股骨头凹部的血液循环；股骨干滋养动脉升支，沿股骨颈进入股骨头；旋股内、外侧动脉的分支，是股骨头、颈的重要营养动脉。旋股内侧动脉发自股深动脉（本题答案依据），在股骨颈基底部关节囊滑膜反折处，分为骺外侧动脉、干骺端上侧动脉和干骺端下侧动脉进入股骨头；骺外侧动脉供应股骨头 2/3 ~ 4/5 区域的血液循环，是股骨头最主要的供血来源。旋股内侧动脉损伤是导致股骨头缺血性坏死的主要原因。

**2. B** ASIA 损伤分级：A 完全性损伤，在神经损伤平面以下无任何运动及感觉功能保留。

B 不完全损伤，在神经损伤平面以下，包括腰骶段存在感觉功能，但无任何运动功能。

C 不完全损伤，在神经损伤平面以下有运动功能保留，一半以上的关键肌肌力小于 3 级，感觉存在。

D 不完全损伤，在神经损伤平面以下有运动功能保留，至少一半的关键肌肌力大于或等于 3 级。

E 正常，感觉和运动功能正常。

**3. C** 儿童肱骨近端骨折常为骺板损伤，多是 Salter - Harris Ⅱ 型骨骺损伤，一般行闭合复位石膏固定术或闭合复位穿针内固定术，不需切开复位。

**4. A** 肩袖损伤最常见的临床症状是疼痛，伤前肩部无症状，伤后肩部有一时性疼痛，隔日疼痛加剧，持续 4 ~ 7 天。

**5. E** 半月板损伤的特点：①只有部分急性损伤病例有外伤病史，慢性损伤病例无明确外伤病史；②多见于运动员与体力劳动者，男性多于女性；③受伤后膝关节剧痛，不能伸直，并迅速出现肿胀，有时有关节内积血；④急性期过后转入慢性阶段，此时肿胀已不明显，关节功能亦已恢复，但总感到关节疼痛，活动时有弹响；⑤慢性阶段的体征有关节间隙压痛、弹响、膝关节屈曲挛缩与股内侧肌的萎缩。

**6. B** 股骨头缺血性坏死是髋关节脱位后期并发症，特别是在 24 小时内没有复位的髋关节脱位发生率更高。

**7. B** 组成臂丛的神经根先合成上、中、下三个干，每个干在锁骨上方或后方又分为前、后两股，由上、中干的前股合成外侧束，下干的前股合成内侧束，三干后股汇合成后束。三束分别从内、外、后三面包围腋动脉，对应腋动脉第 2 段。

**8. B** 尺神经支配手蚓状肌、骨间肌及拇内收肌及尺侧皮肤感觉；在肘部尺神经表浅，容易受损。

**9. C** 神经移植时，不可取同侧桡神经浅支修复尺神经，以免术后手麻木区过大，故 C 错误。

**10. D** 因脊神经前支（包括神经根）受刺激而引起该神经根所组成的周围神经分布区的疼痛称为放射痛，放射痛也是神经根受到损害的特征性表现。

**11. E** A、B、C、D 项所述 4 种情况均可出现迟发性瘫痪，本题答案主要根据时间来确定。血肿压迫多于术后 1 ~ 2 周发生。外伤后的纤维增生多发生于伤后半年以上。脊髓血运障碍病情进展快，而黄韧带增厚则进展缓慢。根据本题的外伤史及伤后离床活动后出现渐进性瘫痪，以 E 项为最佳答案。迟发性脱位多见于外伤后，因 X 线无异常且无神经症状而疏于警惕。由于颈椎外伤后周围软组织与韧带的损伤，颈椎的稳定性下降；若没有很好制动，会发展为脱位而出现神经症状。

**12. E** 肌电图检查是指通过测定神经根所支配的肌肉出现失神经电位来判定受损的神经根；诱发电位是神经系统在感受外来或内在刺激时产生的生物电活动。二者主要是检查周围神经损伤。

**13. C** 患者仰卧，患侧下肢放平时腰椎前凸程度增加；将健侧髋与膝尽量屈曲，使腰部平贴在检查台上，患髋屈曲者为阳性。

**14. E** 深静脉血栓形成和肺动脉栓塞是术后严重的并发症，和手术操作损伤局部血管内皮细胞、手术应用气囊止血带及长时间屈膝位操作、骨水泥热聚合反应、术后抗凝血酶Ⅲ降低都有关系，本题答案选择 E 项最准确。

**15. E** Lachman 试验阳性提示前交叉韧带损伤可能，反 Lachman 试验阳性提示后交叉韧带损伤。

**16. E** 备选答案中前四项都是腰椎结核及冷脓肿的 X 线常见表现，椎体边缘骨质增生则属于椎体退行性变。

**17. D** 可在肿胀及压痛最明显处，用较粗的穿刺针先穿入软组织内；如未抽得脓液，再穿至骨膜下；若仍无脓液，则再深入，穿破骨皮质，进入干骺端骨髓内。切勿一次性穿入骨内，以免误将单纯软组织感染的细菌带入骨内，人为地导致骨髓感染。若抽得脓液、浑浊的渗出液或血性液体做涂片检查，见有脓细胞或细菌时，即可确诊，并进行细菌培养和药物敏感

试验。

**18. D** ①陈旧性股骨颈骨折：头臼均已破坏并疼痛，影响功能者，是人工髋关节置换术的绝对适应证；②股骨头缺血性坏死：股骨头已塌陷、变形且髋臼已有破坏者，可行全髋关节置换术；③退行性骨关节炎：多见于老年人，对于有严重疼痛的骨关节炎，人工股骨头置换效果不佳，应行人工全髋关节置换术。化脓性的感染时不能同时进行关节置换。

**19. B** 患儿 11 个月龄，出现神经精神症状及方颅、肋骨串珠，且生化检查未恢复正常，是佝偻病激期的表现。

**20. C** 急性血源性骨髓炎最常见的致病菌以化脓性金黄色葡萄球菌为主，其次为乙型链球菌和白色葡萄球菌，偶有大肠埃希菌、铜绿假单胞菌和肺炎链球菌。

**21. E** 骨巨细胞瘤 X 线表现为病灶位于干骺端，呈偏心性、溶骨性、膨胀性骨破坏，边界清楚，有时呈"肥皂泡样"改变，多有明显包壳。

**22. C** 旋股内、外侧动脉的分支互相吻合，在股骨颈基底部形成动脉环，并发出分支营养股骨颈。旋股内侧动脉供应股骨头 2/3 ~ 4/5 区域的血液循环，是股骨头最主要的供血来源。旋股内侧动脉损伤是导致股骨头缺血性坏死的主要原因。

**23. C** 因为脊髓在椎体后方的椎管内，仰卧过伸位时不易使骨折断端压迫到椎管内的脊髓，所以是最正确的搬运体位。

**24. B** 骨肉瘤好发于青少年，主要症状为局部疼痛，多为持续性，夜间尤重。局部表面皮温升高，静脉怒张。骨肉瘤 X 线表现为干骺端有大量的肿瘤样骨；当肿瘤超出骨组织后，可掀起骨膜，形成骨膜下的三角状新骨，称为 Codman 三角；沿新生血管的反应骨沉积和肿瘤骨自骨皮质呈放射状生长，抵达被掀起的骨膜，形成

X 线片上的"日光射线"征象。

**25. C** 第 2 跖骨是疲劳性骨折最常见的发生部位，这是因为足弓承受力量的是跟骨和距骨，两者仅靠韧带和肌腱相连。当长途行走或运动后，可使足弓塌陷，增加向下压力，平常负重较少的第 2 跖骨负重增加。一旦长期受到这样集中的应力且超过骨小梁的负荷能力时，首先发生骨小梁骨折；当应力继续作用，就导致慢性骨折。

**二、多选题**

**26. ABDE** 石膏固定后，天冷的时候需要额外保温，答案 C 描述错误。其他的选项均正确。

**27. ABCD** 先天性脊柱后凸畸形在临床上可以表现为腰骶部窦道、汗毛增多、局部隆起、皮下脂肪瘤等。通常伴有其他脏器的发育畸形，可以用"VACTERL"来缩写，即为 V－椎体发育畸形，A－肛门闭锁，C－心血管畸形，TE－气管食管瘘，R－肾脏发育不良，L－肢体发育不良；同时还可能伴发翼状肩胛、Klippel－Feil 综合征等病变。

**28. ABCDE** 恶性肿瘤的保肢重建技术：①关节融合术；②人工假体置换术；③肿瘤灭活再植术；④带血管自体骨移植术；⑤骨延长术；⑥同种异体骨关节移植术；⑦异体骨和人工假体复合移植术；⑧旋转成骨术。

**29. AB** 臂丛神经上干损伤患者的肩关节不能外展与上举，肘关节不能屈曲，腕关节虽能屈伸但肌力减弱，前臂旋转亦有障碍，手指活动尚属正常，上肢伸面感觉大部分缺失。

**30. BDE** 5 个备选答案中都是距骨骨折术后并发症，其中最主要的是骨折不愈合、缺血性坏死和创伤性关节炎。距骨骨折若治疗失误，固定不可靠，极易引起距骨骨折不愈合、坏死以及胫距关节、距下关节的创伤性关节炎。

**31. BD** 膝关节外侧副韧带断裂时常见的伴发损伤有腓骨小头骨折、腓总神经损伤、后交叉韧带断裂等。

**32. ACDE** 化疗能提高患者的生存率，还能改善手术治疗效果，但不能完全代替手术；肉瘤经根治性切除后还有可能复发，可再出现肺转移。

**33. ABC** 每个肋椎关节包括肋骨小头关节和肋横突关节。肋横突关节是由第 1～10 肋骨的肋结节关节面与相应的胸椎横突上的肋凹构成。

**34. ABCDE** 髋部常见畸形为内收、内旋、屈曲挛缩；膝部常因股二头肌痉挛、股直肌挛缩，引起屈膝畸形；足部常见畸形为马蹄足内翻畸形、外翻畸形。

**35. ABCDE** 掌中间隙位于掌中间鞘尺侧半的深部，起自掌腱膜桡侧缘，包绕手指屈肌腱和第 1 蚓状肌，其深面附着于第 3 掌骨；掌中间隙的近端位于屈肌总腱鞘的深面，经腕管与前臂屈肌后间隙相通。

**36. ABCDE** 肩关节周围炎，是肩周肌肉、肌腱、滑囊和关节囊等软组织的慢性炎症。临床以肩痛和活动受限为主要表现，在给出的备选答案中都是它的病因。

**37. ABC** 位于臀部大肌深面，股方肌与大转子附近，由两侧的旋股内、外侧动脉，上部的臀上、下动脉和下部的股深动脉的第一穿动脉等组合而成。

**38. ABCDE** 血管造影在骨肿瘤诊断上的意义：①了解肿瘤血管情况及软组织浸润范围；②判断肿瘤血管来源，是动脉插管化疗的必需检查；③可作为评价化疗效果的重要指标；④判断血管是否被肿瘤推压移位或包绕；⑤切除肿瘤时是否需要切除血管并施行修复准备。

**39. BDE** 横纹肌肉瘤是起源于横纹肌

细胞或向横纹肌细胞分化的间叶细胞的一种恶性肿瘤，是儿童软组织肉瘤中最常见的一种，成人少见，在光学显微镜下描述是球拍形。本题答案选择 BDE。

**40. ABCDE** 碱性磷酸酶在骨肿瘤诊断中的意义：①成骨性骨肿瘤伴碱性磷酸酶增高，提示骨肉瘤可能性大；②溶骨性骨肿瘤伴碱性磷酸酶增高，提示预后不佳；③成骨性骨肿瘤伴轻度碱性磷酸酶增高，提示预后较好；④经治疗后碱性磷酸酶下降，但仍较正常值高，提示已发生转移；⑤治疗前较正常值高，治疗后下降随后再次增高，提示转移病灶发生。

**41. ABCD** 脊柱骨折脱位的手术指征有：骨折脱位有小关节交锁者；有碎骨片突入椎管压迫脊髓者；截瘫平面不断上升者；手法复位不满意，腰穿和压颈试验有异常者。"患者强烈要求"不能作为手术的指征。

**42. BDE** Chiari 骨盆内移截骨术适用于年龄较大，髋臼指数 >45°的患儿。Steel 三联截骨术：是将坐骨、耻骨、髋臼上方的髂骨截断，重新调整髋臼方向的一种术式；主要适用于大龄儿童髋关节脱位，髋臼发育差，不适合其他截骨术者。原位造盖手术适用于 1~14 岁（即 Y 形软骨封闭年龄以前）的髋关节脱位及半脱位，其他截骨术无法满意覆盖股骨头者。

**43. ACD** 脊索瘤是一种先天性的，来源于残余的胚胎性脊索组织的恶性肿瘤。病理特征之一是肿瘤组织呈小叶型生长类型，有气泡样细胞核的黏液基质。以颅底和骶尾部最多见。肿瘤生长缓慢，病程较长，主要临床表现为渐进性疼痛和肿块，可出现压迫症状，如压迫骶神经可出现大、小便困难或失禁，压迫直肠和膀胱则出现相应症状。典型的 X 线表现为单腔性、中心性、溶骨性中轴骨的破坏病灶，可伴软组织肿块和散在钙化斑，骨皮质变薄呈膨胀性病变，无骨膜反应。以手术治疗为主；对于不能切除或切除不彻底的肿瘤，可行放疗，但复发率高；化疗无效。

**44. AC** 原始骨痂形成期：骨内、外膜增生，新生血管长入，成骨细胞大量增殖，合成并分泌骨基质，使骨折端附近内、外形成的骨样组织逐渐骨化，形成新骨，即膜内成骨。由骨内、外膜紧贴骨皮质内、外形成的新骨，分别称为内骨痂和外骨痂。填充于骨折断端间和髓腔内的纤维组织逐渐转化为软骨组织，软骨组织经钙化而成骨，即软骨内成骨，形成环状骨痂和髓腔内骨痂，即为连接骨痂。连接骨痂与内、外骨痂相连，形成桥梁骨痂，标志着原始骨痂形成。这些骨痂不断钙化加强，当其达到足以抵抗肌肉收缩及剪力和旋转力时，则骨折达到临床愈合，一般需 12~24 周（3~6 个月）。此时 X 线片上可见骨折处有梭形骨痂阴影，但骨折线仍隐约可见。骨折愈合过程中，膜内成骨速度比软骨内成骨快，而膜内成骨又以骨外膜为主。

血肿炎症机化期：血肿机化形成肉芽组织，肉芽组织内成纤维细胞合成并分泌大量胶原纤维，转化成纤维结缔组织，使骨折两端连接起来，称为纤维连接。纤维连接过程约在骨折后 2 周完成。较大的血肿阻碍骨折两端的对合及解除，影响骨折部位的血液供应，将造成骨折难以愈合甚至不愈合。

**45. ABCDE** 滑膜切除术适用于病变早期，滑膜炎较重，关节有明显渗出，但关节面破坏较轻者。关节清理术适用于慢性病例，不仅有关节滑膜改变，同时有关节软骨剥脱者。截骨矫正术适用于病变已稳定，不再发展，单有明显关节畸形者。关节融合术、关节成形术适用于关节破坏严重者。

### 三、共用题干单选题

**46. D** 患者有肺结核病史，现有全身结核中毒的症状，胸 11～12 棘突明显压痛，考虑脊柱结核。脊柱结核的发病节段以腰椎最多，其次为胸椎；发病率由高至低依次为胸腰段、腰骶段及颈椎。

**47. B** 脊柱结核最简便有效的诊断方法为胸腰段 X 线片。

**48. D** 脊柱结核，拾物试验呈阳性；患者因胸腰段脊柱结核病灶而致腰部肌肉痉挛，僵硬如板，拾物时不敢弯腰而屈膝、屈髋后下蹲，称为拾物试验阳性，从而代偿性防止腰背活动疼痛。

**49. C** 脊柱结核在早期诊断确立后，应行正规抗结核治疗，不立即施行病灶清除；病灶清除手术适用于局部椎体病灶有明显死骨、较大的寒性脓肿或经久不愈的窦道，也用于非手术治疗未能控制的单纯椎骨结核或滑膜结核，以及合并截瘫者。

**50. A** 依据题目中的描述，考虑患者是胸腰椎骨折脱位，入院时首先应行胸腰椎 X 线正侧位片。

**51. B** 患者诊断胸 12 椎体爆裂型骨折，可进一步行胸腰椎 CT 检查，了解椎体情况以及是否有骨折块突入椎管内而损伤脊髓。

**52. E** 患者胸 12 椎体爆裂型骨折，并出现双下肢无力的脊髓损伤与神经受压表现，需要手术治疗。后路手术是脊柱手术内固定的重要方法，该患者考虑后路短节段椎弓根螺钉固定术。

**53. E** 中指呈伸直位是由于屈指肌腱断裂损伤；感觉障碍是由于神经损伤；手指苍白、发凉，Allen 试验阳性是由于指动脉开放性损伤。

**54. A** 手外伤后首要的是创底的清创。该患者损伤时间短，神经、血管、肌腱等均可一期修复。

**55. C** 依据题目中的描述，该患者考虑是动脉危象，应立即手术探查吻合的指动脉。

**56. D** 患者颈肩部疼痛伴左上肢放射性疼痛，左侧脊神经牵拉试验（＋），符合神经根型颈椎病的表现。

**57. C** 患者诊断为神经根型颈椎病，可先行非手术治疗。

**58. B** 该胸椎管狭窄症患者的 MRI 显示 3 处均有韧带骨化，压迫脊髓的是 $T_{10}$～$L_1$OLF，故为手术治疗的减压范围。

**59. A** 手术的目的是解除骨化的黄韧带对脊髓的压迫，扩大椎管。在给出的备选答案中 A 描述错误。

**60. A** 手术后 3 天，引流液颜色清亮，但引流量仍较大，不能立即拔出引流管。

**61. E** 骨巨细胞瘤亦为溶骨性破坏，多发生于骨端，呈横向膨胀性生长；X 线片上，病变区内有残余骨嵴使之呈"肥皂泡样"外观，病变内无钙化，无硬化边缘。本题中 X 线片示周围有骨质硬化，可与骨巨细胞瘤鉴别。

**62. A** 动脉造影之于诊断骨肿瘤方面，在很大程度上已被 CT 和 MRI 所取代；动脉造影的诊断价值主要限于有血管特征的肿瘤，如血管瘤。

**63. D** 长骨造釉细胞瘤是低度恶性肿瘤，对放疗、化疗均不敏感，局部刮除或边缘切除后易复发，因此广泛切除后应用自体骨、异体骨或人工材料进行重建是常用的手术方法。

**64. E** 挤压综合征是指人体四肢或躯干等肌肉丰富的部位遭受重物（如石块、土方等）长时间的挤压，在挤压解除后身体出现一系列的病理生理改变。临床上主要表现为以肢体肿胀、肌红蛋白尿、高血钾为特点的急性肾功能衰竭。根据题目描述，该患者长时间受压病史及相应临床表现，考虑为挤压综合征。

**65. D** 凡有长时间受压伤员一律饮用碱性饮料（每 8g 碳酸氢钠溶于 1000 ～ 2000ml 水中，再加适量糖及食盐），既可利尿，又可碱化尿液，避免肌红蛋白在肾小管中沉积。如不能进食甚至有休克表现者，需用等渗盐水加入 1.25% 碳酸氢钠溶液 150ml 静脉滴注进行液体疗法。

**四、案例分析题**

**66. ABCE** 患儿 3 岁，足部内翻畸形，小腿肌肉萎缩，足背可触及距骨头，全足跖屈位，左前足内收，最可能的诊断为先天性马蹄内翻足，可能是先天性多发性关节挛缩畸形的一部分，亦可能是脊柱裂引起的足马蹄内翻畸形。另外需要排除的是：①脑性瘫痪，为痉挛性瘫痪，肌张力增高，生理反射亢进、病理反射阳性，剪刀步态与共济失调性步态等；②脊髓灰质炎后遗症，可出现马蹄内翻足，为肌力平衡失调所致，肌电图或体感诱发电位诊断可确定腓骨肌麻痹。

**67. ABDE** 患儿为足部内翻畸形，小腿肌肉萎缩，足背可触及距骨头，全足跖屈位，左前足内收，目前应该进行的检查包括下肢肌力、肌电图、足部 X 线片、颅脑 MRI。

**68. A** X 线片示广泛性骨质疏松，ECT 全身骨显像提示骨代谢活跃，结合该患者的临床症状、体征，考虑诊断为骨质疏松症。

**69. ABCDE** 本题中骨质疏松症的诊断依据为：年龄为 61 岁的老年女性；双侧髋部疼痛，并逐渐加重伴行走困难；步态跛行，脊柱侧弯、后凸畸形；X 线片示骨盆组成骨、双侧股骨广泛性骨质疏松；ECT 全身骨显像示多发骨异常浓聚灶，提示骨代谢活跃。

**70. ABC** 用于治疗骨质疏松症的骨吸收抑制剂：①双膦酸盐类；②降钙素类；③选择性雌激素受体调节剂类；④雌激素类。

**71. A** 从影像学判断该患者大、小粗隆均存在骨折，应判断为股骨粗隆间骨折。

**72. C** 按照 Evans 改良分型，基于大、小粗隆是否受累以及复位后骨折是否稳定而分为五型。Ⅰ 型：两个骨折片段，骨折无移位；Ⅱ 型：两个骨折片段，骨折有移位；Ⅲ 型：三个骨折片段，因为移位的大粗隆片段缺乏后外侧支持；Ⅳ 型：三个骨折片段，由于小粗隆或股骨矩骨折缺乏内侧支持；Ⅴ 型：三个骨折片段，缺乏内侧与后外侧的支持，为 Ⅲ 型和 Ⅳ 型的结合。从影像学判断该患者小粗隆骨折且移位明显，并累及股骨矩，大粗隆小块骨折的后外侧稳定性尚可，因而为 Ⅳ 型。

**73. D** 股骨粗隆间骨折与股骨颈骨折皆出现外旋畸形，但是因为粗隆间骨折无关节囊等阻挡，外旋角度可接近 90°，而股骨颈骨折外旋角度一般为 45° ~ 60°。

**74. B** 患者从高处坠落，属于高能量暴力性创伤。

**75. ABCD** 选择手术可使患者早期离床，减少肺炎及压疮的发生率，但局部感染、骨折不愈合、深静脉血栓形成及骨化性肌炎是骨折手术后的常见并发症。

**76. ABCD** 术后患者出现发热有可能是机体吸收热、药物热、局部感染或肺部感染等情况。查血常规、红细胞沉降率、C 反应蛋白、降钙素原等感染和炎症指标，有助于鉴别诊断。

**77. AB** 发热的原因除了感染，还常见于吸收热、药物热、颅脑病变等。该患者无颅脑病变史，主要考虑吸收热、药物热。

**78. A** 根据患者的症状、体征及骨折手术后常见并发症的可能，应首先排除深静脉血栓形成。

**79. A** 切开复位内固定失效最常见的原因为偏心位固定，不符合人体生物力学载荷传导方向，久之易出现内固定的松动、断裂。

**80. BG** 左足截肢、右下腹皮肤清创缝合术后12小时出现右小腿及右足皮温较左侧肢体低3℃，右足背动脉搏动消失，考虑诊断为右股动脉栓塞、右腘动脉栓塞。

**81. A** 患者右足趾屈伸活动不能、感觉减退，右小腿及右足皮温较左侧肢体低3℃，右足背动脉搏动消失，首先应进行多普勒超声检查右下肢血管情况。

**82. F** 患者右腹股沟中点处轻度肿胀，股动脉搏动未触及；右下肢持续性剧烈疼痛，被动活动足趾时疼痛加剧。提示右股动脉闭塞，应立刻右股动脉探查、血管移植术。

**83. ABEF** 判断该患者出现骨筋膜间室综合征并发肌红蛋白尿，治疗时应予以足量补液并促进排尿，抬高患肢，密切观察；如果筋膜间室压力大于30mmHg，应及时行切开减压手术。

**84. ACDEF** 患者右前臂外伤，现疼痛剧烈、右手主动活动障碍，查体见右前臂明显肿胀、压痛，可能的诊断有右前臂双骨折、右前臂桡动脉损伤、骨筋膜间室综合征、右侧孟氏骨折、右侧尺骨骨折。

**85. ABCDE** 如果出现高张力肿胀、手指主动活动障碍、被动活动剧烈疼痛、桡动脉搏动难以扪及、手指皮温降低伴感觉异常，即应及早确定骨筋膜间室综合征的诊断。紧急手术，切开前臂掌侧、背侧深筋膜，充分减压，辅以足量补液以及脱水剂、血管扩张药等治疗，则可能预防前臂缺血性肌挛缩的发生。

**86. DEF** 骨筋膜间室综合征的患者需要根据病情严重程度选择治疗方式，轻症患者主要通过药物治疗，重症患者需要手术治疗。治疗原则：测得筋膜间室压力未超过30mmHg者，可以非手术保守治疗，足量补液，静滴甘露醇脱水、利尿，限制活动，抬高受伤肢体，严密观察；一般经7～10天，肿胀消退，症状消失，可完全治愈而不留任何后遗症。如果筋膜间室压力大于30mmHg，应及时行切开减压手术。

**87. ABCF** 骨筋膜间室综合征患者治疗不及时，前臂掌侧在恢复血液供应后大部分肌肉坏死，导致缺血性肌挛缩。

**88. ABCD** 如果仅有小腿疼痛，而无其他骨折特殊体征，可以考虑为软组织损伤；如果小腿疼痛伴有畸形，则提示可能有小腿骨折。如果同时伴有下肢麻木，则提示可能有小腿部神经损伤——如果麻木的平面在膝部以下，则应考虑腓骨颈附近腓总神经损伤，可能为腓骨颈处骨折伤及腓总神经；如果麻木的平面在更为靠近远端的小腿某个部位，则应考虑该部位是否有骨折合并神经损伤。如果伤后即不能屈曲膝关节及踝关节，则应考虑骨折伤及胫神经；如果伤后即不能背伸踝关节，则应考虑腓总神经损伤。

**89. BC** 根据患者的病史和体检，可基本得出胫腓骨骨折和腓总神经损伤的诊断。对于骨折可疑的患者都应常规拍摄X线片。对于胫腓骨骨折应特别注意要有同时包括膝关节和踝关节上、下两个关节的胫腓骨X线摄片，因为如果是旋转间接暴力致伤，胫腓两骨均骨折时，腓骨的骨折面往往高于胫骨的骨折面，除胫腓骨骨折外还应该考虑到高位腓骨颈处骨折的可能性，此类旋转间接暴力所致高位腓骨颈处骨折极易发生漏诊。对胫腓骨骨折引起的小腿肿胀，考虑小腿骨筋膜间室综合征的可能性较大，如果不能确定，可以行骨筋膜间室内压力测定以排除。根据目前的信息，未发现血管损伤的症状和体征，因此暂不需要血管造影等检查。

**90. ACDE** 腓骨颈骨折所致腓总神经损伤一般为挤压伤或挫伤。受伤早期、症状轻者可行保守治疗，包括患肢制动、局部封闭、理疗等措施；若超过 3 个月仍未恢复，应考虑早手术探查。不稳定的胫腓骨干双骨折在以下情况时，采用切开复位内固定：①手法复位失败；②严重粉碎性骨折或双段骨折；③污染不重，受伤时间较短的开放性骨折。

**91. C** 按 Denis 三柱理论，胸腰椎骨折分 4 型：压缩骨折，屈曲 – 牵张型骨折，爆裂骨折，骨折脱位。

**92. B** 脊髓半横断损伤的特点为同侧肢体运动、深感觉障碍，而对侧肢体浅感觉障碍。

**93. D** 腰 3 神经根损害：仅在大腿外侧及前面出现感觉减退或者过敏，疼痛从臀部后面放射到股骨粗隆、大腿前外侧、股骨下端及内踝部，膝腱反射减弱甚或消失。腰 4 神经根损害：臀部外侧，股骨外上至膝关节、小腿前内侧至足的内面出现感觉障碍，且以下段明显；疼痛沿此分布区自臀部向足弓放射，同时伴有股四头肌及胫骨前肌麻痹。

**94. C** 椎体前方和后方都受到轴向作用力，造成前、中柱损伤；轴向的负荷又可造成纤维环附着的终板及其附近骨质骨折并向椎管内移位，是爆裂骨折的典型表现。

**95. A** 肾上腺皮质激素作为细胞膜稳定剂，能保持神经细胞膜的通透性及血管的完整性，减少细胞内钾丢失，抑制儿茶酚胺的代谢与积聚。甲泼尼龙是目前临床最常用的大剂量激素冲击类药物。

**96. AB** 如球海绵体反射和肛门反射阳性可判断不存在脊髓休克。Babinski 征是病理反射，Kernig 征是脑膜刺激征；跟腱反射及膝腱反射均不是脊髓休克的判断体征。

**97. C** 脊髓休克出现于重度脊髓损伤后，损伤脊髓水平以下运动、感觉功能和脊髓反射消失，自主神经功能停止，多于 24 小时内恢复。

**98. ABC** 脊髓损伤后手术的目的，主要就是脊髓减压，A、B、C 项所述均为减压的措施。

**99. D** Denis 将爆裂骨折分为 5 型：A 型为上、下终板均骨折；B 型仅上终板骨折；C 型仅下终板骨折；D 型骨折伴有旋转；E 型伤椎伴有侧方的楔形变。

**100. C** ASIA 功能分级法将脊髓损伤程度分为 A ~ E 5 级：A 级，感觉、运动完全损伤；B 级，运动消失，感觉部分存在；C 级，有部分运动功能，但一半以上关键肌肉肌力低于 3 级；D 级，存在运动功能，一半以上关键肌肉肌力不低于 3 级；E 级，感觉、运动功能正常，反射可能存在异常。

# 全真模拟试卷（二）答案解析

## 一、单选题

**1. A** 骨折3周之内者称为新发骨折；而3周以后者称为陈旧性骨折，往往在骨折处存在延迟愈合、不愈合或者畸形愈合。

**2. C** 外踝构成踝穴的外侧壁，为适应距骨外侧突，其本身的轴线与腓骨干纵轴之间相交成开口向外的成角，角度为$10°\sim15°$。

**3. A** 踝关节按脱位的方向可分为：外脱位，内脱位，前脱位，后脱位。一般内脱位较多见，其次是外脱位和开放性脱位，后脱位少见，前脱位则极少见。

**4. B** 患儿膝部疼痛、跛行，但检查膝关节正常，髋关节不能伸直并有骨质疏松和肌肉萎缩，红细胞沉降率升高，病程已有2年，考虑是结核性。

**5. E** 患者是伸直型骨折，骨折远端向桡侧移位，此型骨折不完全复位也不会产生严重肘外翻；但解剖复位或矫正过度时，可形成肘内翻畸形。故"必须完全矫正桡侧移位"的说法错误。

**6. D** 严重的肢体离断、断端碾压伤，直接再植困难，应当利用"废弃"肢体再植于对侧肢体，以保证离断平面低的肢体功能。如果再植不成功，也应当行标准的截肢手术，不应当仅做残端清创缝合。

**7. B** 根据既往有无结核病病史及临床表现，结合红细胞沉降率检查，仅能明确晚期骨与关节结核的诊断，对早期结核尚难以肯定诊断；而骨与关节结核的早期X线片表现也类似其他骨关节疾病。因此，要早期明确诊断有时需要手术探查及活组织检查。

**8. B** 单足站立试验（Trendelenburg试验）：正常时对侧骨盆抬起以保持身体平衡；阳性者站立侧患有先天性髋关节脱位，因臀中、小肌松弛，对侧骨盆不但不能抬起，反而下沉。

**9. A** 肌性斜颈是由于一侧胸锁乳突肌挛缩，导致颈部和头面部向患侧歪斜的先天性颈部畸形。

**10. C** 垂直悬吊牵引适用于3岁以下的股骨干骨折患儿。3岁以上儿童和成人的股骨干骨折现多采用手术内固定治疗。

**11. C** 化脓性脊椎炎常见的致病菌是金黄色葡萄球菌、白色葡萄球菌、链球菌和铜绿假单胞菌等，以金黄色葡萄球菌最多见。

**12. E** 患者腰痛并发下肢放射痛，直腿抬高试验及加强试验均是阳性，为腰椎间盘突出症的典型表现，右踇趾背伸力下降，提示腰5神经根受压。

**13. E** 火器伤污染较重，且清创时间在$6\sim8$小时后，清创后创面缝线暂不结扎，放置引流，观察2天，再判断是否缝合。

**14. A** 下肢长度的测量可以分为绝对长度和相对长度。一般来说，内踝尖端到髂前上棘的长度是下肢的相对长度；内踝到腹股沟中点（即为股骨头中心）的距离是下肢的绝对长度；二者误差不应超过0.5cm。

**15. B** 形成慢性骨髓炎常见的原因如下：①在急性期未能及时和适当治疗，有大量死骨形成；②有弹片等异物和死腔的存在；③局部广泛瘢痕组织及窦道形成，循环不佳，利于细菌生长，而抗菌药物又不能有效达到作用部位。其中最主要的原因是有死骨的形成。

**16. A** 踝关节内翻试验阳性应该是外侧副韧带损伤的检查，而内侧副韧带（三角韧带）损伤的表现是踝关节外翻试验阳性。超出正常外翻或内翻范围即为试验阳性，说明有内侧或外侧副韧带损伤。

**17. B** 脊髓灰质炎病毒为嗜神经病毒，主要侵犯中枢神经系统的运动神经细胞，以脊髓前角运动神经元损害为主，后遗症病变部位常见于腰膨大。

**18. C** 托马斯（Thomas）征阳性主要用于检查髋关节有无屈曲畸形，方法如下：被检查者平卧于硬桌上，检查者将其健侧髋、膝关节完全屈曲，使膝部紧贴或尽可能贴近前胸；正常者此时腰椎前凸完全消失而腰背平贴于床面。若患髋存在屈曲畸形，则可根据大腿与桌面所形成的角度，判断屈曲畸形的成角程度。Thomas 征阳性主要见于髋关节结核、髋关节前部的软组织（如髂腰肌、髂股韧带、髋关节前部的关节囊）挛缩等。

**19. D** 严重的开放性骨折，需要手术清创，本类型患者的局部软组织损伤严重，不适合再用夹板固定。

**20. C** 胫神经损伤瘫痪者，行走时足跟离地困难，足内肌瘫痪呈弓状足和爪状趾畸形，其感觉丧失区较大；足底部常有神经营养障碍所形成的溃疡，足部易受外伤、冻伤、烫伤，常因溃疡疼痛而不能走路。而腓总神经瘫痪者足呈下垂状，走路时仅需抬高患肢即可，感觉障碍为足背部较小范围。综上所述，胫神经损伤引起的瘫痪重。

**21. C** 腰椎间盘突出症，患侧踇趾出现背伸肌力减弱、小腿外侧和小趾根部感

觉减退，提示腰 4～5 椎间盘突出压迫腰 5 神经根所致。

**22. B** 浮髌试验是确定膝关节损伤时是否出现关节积液的方法。患腿膝关节伸直，放松股四头肌，检查者一手挤压髌上囊，使关节液积聚于髌骨后方，另一手示指轻压髌骨，如有浮动感觉，即能感到髌骨碰撞股骨髁的碰击声；松开压力则髌骨又浮起，则为阳性。当关节积液达到或超过 50ml 时，浮髌试验为阳性，提示关节内有中等量积液；如果积液量太大，则会出现髌骨下沉，浮髌试验反而为阴性。

**23. B** 桡神经在肱骨中下 1/3（桡神经沟）贴近骨质走行，此处肱骨骨折时，桡神经易受损伤。

**24. A** ①在股骨干上 1/3 骨折，由于髂腰肌、臀中肌、臀小肌和外旋肌的牵拉，使近折端向前、外及外旋方向移位；远折端则由于内收肌的牵拉而向内、后方向移位；由于股四头肌、阔筋膜张肌及内收肌的共同作用而向近端移位。②股骨干中 1/3 骨折后，由于内收肌群的牵拉，使骨折向外成角。③股骨干下 1/3 骨折后，远折端由于腓肠肌的牵拉以及肢体的重力作用而向后方向移位；又由于股前、外、内肌牵拉的合力，使近折端向前移位，断端重叠，形成短缩畸形。股骨干骨折移位的方向除受肌肉牵拉的影响外，与暴力作用的方向与大小、肢体所处的位置、急救搬运等诸多因素有关。

**25. E** 肱骨内上髁炎又称"高尔夫球肘"，主要由慢性损伤引起，常见于以前臂旋前、屈腕运动为主的中青年高尔夫球运动员等，主要症状为肘关节内侧疼痛，并向前臂掌侧放射。

**二、多选题**

**26. CD** 类风湿因子检查：在发病 6 个月内有 60% 患者类风湿因子阳性，整个

病程中80%患者类风湿因子阳性；高滴度阳性患者的病变活动重，病情进展快，不易缓解，预后较差，且有比较严重的关节外表现。其他血清学检查：血清白蛋白降低，球蛋白增高；免疫蛋白电泳显示IgG、IgA及IgM增多；抗核抗体（ANA）在类风湿关节炎的阳性率为10%～20%；血清补体水平多数正常或轻度升高，重症者及伴关节外病变者可下降；C反应蛋白在病变活动期增高明显。

**27. ABCD** 转移性骨肿瘤的治疗原则是积极治疗原发肿瘤；单发的骨转移瘤若原发病灶不明，应按原发性骨肿瘤治疗；视具体情况采用放疗、化疗、内分泌治疗、靶向药物治疗、中医药治疗，必要时可采用手术治疗。

**28. ABC** 扁骨呈板状，由坚硬的内板、外板及板障构成，主要构成颅腔和胸腔的壁，以保护内部的脑和脏器；扁骨还为肌肉附着提供宽阔的骨面，如肢带骨的肩胛骨、髋骨、肋骨等。颞骨和蝶骨属于不规则骨。

**29. ABCD** 结核病灶清除术是指在抗结核药物配合下，通过不同的手术途径显露病灶，彻底清除脓液、干酪样物质、死骨、肉芽组织及坏死组织。这种手术适用于任何部位有明显死骨、较大的脓肿或经久不愈的窦道，也用于非手术治疗未能控制的单纯骨结核或滑膜结核，以及脊椎结核引起脊髓受压相关症状者。这种手术不适合于全身衰弱及全身广泛的多发性结核，以及伴有心脏、肾脏疾患者；也不适合于急性活动期的骨与关节结核；此外，老年及幼儿、合并其他疾病无法耐受手术者也应慎重使用。

**30. ABCDE** 膝关节脱位时，不仅关节囊破裂，还伴有十字韧带（前、后交叉韧带），内、外侧副韧带，半月板以及周围肌肉的撕裂；甚至合并胫骨髁间嵴、胫骨结节撕脱骨折和股骨髁部骨折；内侧脱位严重者可发生腓总神经牵拉性损伤。严重后脱位者，可致腘动静脉破裂、栓塞、压迫，引起肢体坏死和缺血性挛缩。

**31. BCDE** 强直性脊柱炎的自然史可分为4个阶段：腰痛期，后凸畸形缓慢进展期、加速进展期及稳定期。①腰痛期的主要特征为腰背部酸痛、晨僵、活动受限；②出现胸腰椎后凸畸形后，有一段畸形进展相对缓慢的时期（缓慢进展期），此期患者的直立姿势、水平视线无明显受限；③后凸畸形呈线性进展（加速进展期），患者外观畸形非常明显，日常活动明显受限，部分患者出现腰痛加重，行走后腰痛加剧、半卧位时腰痛明显减轻；④后凸畸形不再进展就进入了稳定期，此期的主要特征为形成僵硬、固定的胸腰椎后凸畸形，腰痛停止进展或消失，但出现颈部僵硬、活动受限。

**32. ABCD** 股骨头血供情况：旋股内侧动脉为股骨头的主要血管，还有部分来自关节囊反折部的血运；在小儿，小凹动脉经圆韧带给股骨头供血，在骺板不与其他血供交通，成年后其逐渐闭塞。

**33. ABCE** 骶骨不是力的传导路径，一般不发生间接损伤，多为直接打击伤所致，为裂隙骨折，未发生移位者不影响骨盆稳定性；挤压伤严重所致的移位骨折属不稳定骨折；腰5神经从骶骨翼前方经过，骨折后可伤及；坐骨神经的部分从骶1、2、3骶孔穿出，骨折后可伤及；马尾神经受损者可出现会阴区麻木及括约肌障碍。

**34. ACD** 污染较重的伤口4～6小时即可感染，6～8小时后不宜做一期缝合；但对大血管、神经、关节暴露的伤口及面颈部伤口24小时清创后可做一期缝合。另外，污染较轻的伤口 12 小时清创后可做一期缝合。

**35. ABCE** 提示后方韧带复合体完全断裂的征象有棘突间距增大、小关节脱位或半脱位，MRI 可见韧带连续性中断。

**36. ACE** 前臂双骨折的病因与分类：直接暴力引起同一平面的骨折；扭转暴力常引起高位尺骨、低位桡骨骨折；间接暴力引起高位桡骨、低位尺骨斜行骨折。

**37. ABC** 骨巨细胞瘤的 $G_0 T_0 M_{0\sim1}$，以手术治疗为主，应用切刮术加灭活处理，植入自体或异体松质骨或骨水泥。本病复发率高，对于复发者，应做切除术或节段截除术或假体植入术。

**38. BCDE** 桡神经深支绕桡骨颈，穿旋后肌入前臂背侧。桡神经在肘窝分为浅、深两支，深支自肘窝发出后行向下后方，支配桡侧腕长伸肌、桡侧腕短伸肌和旋后肌；随后穿入旋后肌，并在桡骨头下方 $5\sim7cm$ 处穿出该肌，改名为骨间后神经，支配指伸肌、小指伸肌、尺侧腕伸肌、拇长展肌、拇短伸肌、拇长伸肌和示指伸肌。

**39. ABCE** 需要与 Scheuermann 病相鉴别的最重要和最常见的疾病是是先天性脊柱后凸畸形；对于年轻男性，还必须排除强直性脊柱炎。还需与本病相鉴别的有化脓性脊椎炎（椎间隙感染）、骨软骨发育不良、脊柱压缩性骨折等疾病。

**40. ABCD** 属于 $G_2 T_{1\sim2} M_0$ 骨肉瘤的患者，采取综合治疗。术前大剂量化疗，然后根据肿瘤浸润范围做根治性切除瘤段、植入假体的保肢手术或截肢术，术后继续大剂量化疗。

**41. ABCE** 锁骨骨折的并发症包括：骨折不愈合；骨折延迟愈合；血管、神经损伤；感染等。压疮多见于长久卧床的制动患者，锁骨骨折患者不需长久卧床。

**42. CE** 肱骨干（中下 1/3）骨折容易引起桡神经损伤，而肱骨髁上骨折容易引起正中神经损伤。外科颈骨折会并发肱骨头脱位。肱骨髁上骨折容易遗留肘内翻。

**43. ABC** 神经根型颈椎病在患侧棘突与横突、斜方肌、肱二头肌长短头肌腱、肩袖及三角肌等处有压痛。

**44. BC** 综述是指在某一时间内，作者针对某一专题，对大量原始研究论文中的数据、资料和主要观点进行归纳整理、分析提炼而写成的论文。属三级文献，专题性强，涉及范围较小，具有一定的深度和时间性，能反映出这一专题的历史背景、研究现状和发展趋势，具有较高的信息学价值。其特点包括综合性、评述性、先进性（综述不是写学科发展的历史，而是要搜集最新资料，获取最新内容，将最前沿的学科信息和科研动向及时传递给读者）。

**45. BCDE** 颈椎病 X 线检查可见颈椎生理曲度变直甚至消失，生理前凸减小、消失或反张，椎体前后缘骨质增生、骨赘形成，钩椎关节、关节突关节增生，椎间隙狭窄；颈椎斜位片可见椎间孔狭窄等。颈椎椎体压缩变形多见于脊柱骨折脱位等损伤。

**三、共用题干单选题**

**46. E** 依据题目中的描述，考虑诊断是强直性脊柱炎。而腰椎间盘突出症是腰腿痛，不会出现题干中所述的症状。

**47. E** 强直性脊柱炎会逐渐加重，出现脊柱驼背、畸形等，严重者需要手术治疗，不会自愈。

**48. C** 强直性脊柱炎的患者，检查意义最小的是 ASO。HLA－B27 检查约 90% 以上是阳性，红细胞沉降率（ESR）可增快。

**49. E** 强直性脊柱炎出现严重脊柱驼

背、畸形，待病情稳定后可做矫正手术，E 描述错误。

**50. A** 患者甲沟炎感染，并出现全身感染的表现。经局部的处理后，应抗感染治疗；考虑感染多由金黄色葡萄球菌引起，可应用大剂量青霉素治疗。

**51. A** 患者左姆趾甲沟部红肿、破溃，诊断左姆趾甲沟炎。

**52. E** 锁骨骨折患者常用健手托住患侧肘部，减少肩部活动引起的骨折端移动而导致的疼痛；头部向患侧偏斜，以减轻因胸锁乳突肌牵拉骨折近端而导致的疼痛。上述姿势属于强迫体位。

**53. A** 患者为锁骨中 1/3 骨折，为了达到闭合复位，在大多数病例中，当锁骨内侧骨折块向下压时，锁骨远端骨折块必须向上、向外和向后复位。

**54. D** 经手法复位后，断端仍无法接触，有阻隔，提示骨折复位失败，将致骨折不愈合，应进行手术切开复位内固定。

**55. D** 由患者外伤后出现右下肢短缩、屈曲，内收、内旋畸形，考虑为髋关节后脱位；由右股后侧及右小腿后外侧有麻木感、膝以下感觉迟钝、小腿和足部肌力减弱可诊断为坐骨神经损伤；X 线检查结果提示髋臼骨折。

**56. A** 患者提示髋关节后脱位，故给予患者在麻醉下闭合复位；患者髋臼后上缘骨折块较小、无移位，故可采用牵引治疗，骨折去除外固定时间为 4~8 周，故应选下肢骨牵引 2 个月。

**57. B** 一般解除神经压迫后，神经恢复应有一定变化。该患者闭合复位治疗 2 个月神经恢复无任何变化，应考虑手术探查。

**58. C** 本病例患者摔倒后，其力学方向不易导致肱骨髁上骨折。伸直型肱骨髁上骨折多为间接暴力引起，当跌倒时，肘关节处于半屈或伸直位，手掌着地，暴力经前臂向上传递，身体向前倾，由上向下产生剪式应力，使肱骨干与肱骨髁交界处发生骨折；屈曲型肱骨髁上骨折亦常为间接暴力引起，当跌倒时，肘关节处于屈曲位，肘后方着地，暴力传导至肱骨下端导致骨折。

**59. A** 创伤是肩关节脱位的主要原因，多为间接暴力所致。当跌倒或受到撞击时上肢处于外展、外旋位，暴力经过肱骨传导到肩关节，使肱骨头突破关节囊而发生脱位。肱骨头脱位的方向可分为前脱位、后脱位、上脱位及下脱位四型，以前脱位最多见。

**60. C** 有上肢外展、外旋或后伸着地受伤历史，肩部疼痛、肿胀，肩关节活动障碍，患者呈现以健手托住患侧前臂、头向患侧倾斜的特殊姿势即应考虑有肩关节脱位的可能。检查可发现患肩呈方肩畸形，肩胛盂处有空虚感，上肢有弹性固定；Dugas 征阳性。翼状肩胛常见于前锯肌和斜方肌麻痹。

**61. E** 肱骨外科颈骨折易损伤腋神经。腋神经损伤时，肩外侧皮肤感觉丧失、肩外展无力（三角肌麻痹）。

**62. B** 膝关节结核：结核分枝杆菌侵及膝关节引起的结核病变。在全身骨关节结核中发病率仅次于脊柱结核，多发于儿童和青壮年。一般为单侧发病。单纯滑膜结核多见。临床表现为关节肿胀、疼痛，肌肉萎缩，关节积液，关节功能受限、跛行，窦道形成，关节畸形，严重者关节功能可丧失。影像学可见关节软组织肿胀、骨质破坏、关节间隙变窄。红细胞沉降率（ESR）在病变活动期明显增快，静止期一般正常，是用来检测病变是否静止和有无复发的重要指标。患者低热、盗汗，膝关节肿胀，呈屈曲畸形，是膝关节结核的典型表现；X线片示右膝关节骨质增生，关节间隙变窄，为膝关节结核的典型影像学表现，最可能诊断为膝关节结核。

**63. D** 滑膜活检以及手术后病理组织学和微生物学检查是确诊的重要方法。病理学检查可见典型结核性肉芽肿，且通过抗酸染色或其他细菌学检查证据证明为结核杆菌感染是确诊的依据。

**64. E** 骨关节结核与类风湿关节炎症状类似，最主要的鉴别诊断为关节滑膜活检。滑膜活检以及手术后病理组织学检查是确诊膝关节结核的重要方法。病理学检查可见典型结核性肉芽肿。

**65. C** 根据患者有无结核接触史或感染史、患者的年龄、临床表现、红细胞沉降率、X线检查，必要时及时做活组织检查、实验动物接种以确定诊断。关节镜检查对早期诊断具有独特价值，可同时活检及行镜下滑膜切除术。膝关节结核早期关节内注射抗结核药物，如无效，应早期手术。

**四、案例分析题**

**66. ABCE** 患者5年前曾因外伤致右股骨颈骨折，后遗双髋部疼痛、行走困难1年余；可能为股骨头缺血性坏死、髋关节创伤性关节炎，陈旧性右股骨颈骨折。患者已50岁，也不排除髋关节骨关节炎。

**67. A** X线显示双侧股骨头扁平塌陷，结合题干所述患者的病史与临床表现，提示双侧股骨头缺血性坏死。

**68. ABCDE** 对于股骨头缺血性坏死的有关临床因素，给出的备选项描述均是正确的。

**69. CD** 股骨头血液供应中断后12小时骨细胞即坏死，但在X线平片上看到股骨头密度改变至少需要2个月或更长时间。年轻人股骨颈骨折不愈合率及股骨头缺血性坏死率均高于老年人股骨颈骨折。股

头晚期塌陷的发生率低于股骨头缺血性坏死率。股骨颈骨折后股骨头是否成活取决于两个因素：①残留的血供系统是否足够营养股骨头；②能否在股骨头晚期塌陷之前重建股骨头血运。股骨头缺血性坏死在病程逐渐发展的过程中，还会导致股骨头软骨面失去其平滑的形状，继而导致股骨头塌陷以及严重关节炎的发生。

**70. ACDEF** Marous分期Ⅱ期正确的是髋仍无症状，股骨头斑片状密度不均、硬化与囊肿形成，X线平片与CT没有塌陷表现，磁共振与骨扫描阳性，髋臼无变化。B描述错误。

**71. ABCDEFG** 股骨头缺血性坏死的早期诊断方法有骨内压测定、股骨头骨内静脉造影、选择性动脉造影、γ闪烁摄影、放射性核素扫描、CT、MRI。

**72. I** 该中老年男性患者为双侧股骨头缺血性坏死，宜选择行人工全髋关节置换术。

**73. C** 患者反复高热、骶尾部疼痛，最可能的诊断是急性化脓性脊椎炎。

**74. ABCD** 患者考虑诊断为急性化脓性脊椎炎，腹部有包块。为明确诊断，应紧急检查的项目有血常规、腹部X线平片、腹部B型超声、腰骶段CT。

**75. BCDEF** 患者诊断为急性化脓性脊椎炎，血白细胞显著升高且以中性粒细胞为主，CT结果有腰4、5椎体破坏合并双侧腰大肌脓肿。现脓肿已形成，应行脓肿切开引流术，A描述错误，其余均为应采取的治疗措施。

**76. ABCDEF** 患者是踢球时损伤，出现膝关节突感疼痛难忍、活动障碍；查体见膝关节呈半屈曲位，触痛明显，伸屈障碍。考虑半月板或膝部韧带损伤。

**77. AD** X线未见明显异常，排除骨折。麦氏试验（＋）、研磨试验（＋）、侧

方挤压试验（＋），考虑半月板损伤或者侧副韧带损伤。

**78. C** 对半月板损伤最可靠的检查是膝关节关节镜检查，检查的同时可以进行手术操作治疗。

**79. ABCDEF** 在给出的备选项中均是半月板损伤的类型。

**80. ABCDE** 半月板损伤的术后并发症主要有以下几种。

（1）关节积液：可因操作粗暴、止血不彻底或术后下地负重活动太早引起。一般加强股四头肌抗阻力等张收缩，避免伸屈膝活动，消除负重即可消退。如积液较多，可在严格无菌操作下抽出液体后用弹力绷带加压包扎。

（2）关节积血：多见于外侧半月板切除术中损伤膝外下动脉所致，或因膝部包扎过紧导致。

（3）关节感染：一旦感染后果严重，其原因可为操作不当或体内有感染灶。处理的方法是早期在全身应用抗生素的同时，穿刺排脓，用含抗生素的溶液冲洗关节腔；晚期患者需切开排脓。冲洗干净后停止关节活动，待感染消退后再逐渐开始活动。

（4）关节不稳和疼痛：多因股四头肌萎缩引起，一般通过肌四头肌锻炼和物理疗法可好转。

（5）神经疼痛：常见内侧半月板手术时，损伤和卡压隐神经髌下支产生神经瘤引起。

**81. A** 图中显示为胫骨平台粉碎性骨折，腓骨上段骨折。

**82. ABCD** 胫骨平台骨折的 Schatzker 分型——Ⅰ型：外侧平台劈裂骨折，无关节面塌陷。多发生于年轻人。骨折移位时常伴有外侧半月板撕裂，或向四周移位或半月板嵌入骨折间隙。此型占胫骨平台骨折的 15.0%。

Ⅱ型：外侧平台劈裂，关节面塌陷，多发生于 40 岁以上的患者。此型占胫骨平台骨折的 23.2%。

Ⅲ型：外侧平台单纯压缩骨折。压缩部分常位于关节中心部分，由于压缩部位大小和压缩程度的不同及外侧半月板损伤情况的不同，这种损伤可以是稳定或不稳定骨折。此型占胫骨平台骨折的 14.5%。

Ⅳ型：胫骨内侧平台骨折，多由中等至高能量暴力致伤，常合并膝关节脱位、血管损伤，因此需仔细检查。此型占胫骨平台骨折的 14.5%。

Ⅴ型：双侧平台骨折，高能量暴力损伤所致，易合并血管、神经损伤。此型占胫骨平台骨折的 12.0%。

Ⅵ型：双侧平台骨折加胫骨干与干骺端分离，由高能量暴力损伤所致，在 X 线平片上显示为粉碎-爆裂骨折，常合并膝部软组织严重损伤、骨筋膜室综合征和严重神经、血管损伤。此型占胫骨平台骨折的 20.8%。

**83. ABCDE** 胫骨髁骨折给膝关节功能造成的后果中，给出的备选项叙述均正确。

**84. A** 本题诊断为左胫骨平台粉碎性骨折、左腓骨上段骨折，因存在粉碎性骨折，应切开复位＋钢板内固定。

**85. ABCDEFGHIJ** 在给出的备选项中，均是胫骨平台骨折的并发症。

**86. ABCDEFGHIJ** 关于胫腓骨骨折不连或延迟连接的原因，给出的备选项中叙述均是正确的。胫骨的营养血管从胫骨干上、中 1/3 交界处进入骨内，在其中、下 1/3 的骨折使营养动脉损伤，供应下 1/3 段胫骨的血液循环显著减少；同时下 1/3 段胫骨几乎无肌组织附着，由胫骨远端获得的血液循环很少，因此下 1/3 段骨折愈合较慢，容易发生延迟愈合或不愈合。

**87. ABCDEF** 骨折经过治疗，超过一般愈合时间（9个月），且经再度延长治疗时间（3个月），仍达不到骨性愈合，称之为骨折不愈合，亦称骨折不连。骨折不愈合根据X线平片表现分为肥大型和萎缩型两种。前者X线平片表现为骨折端膨大、硬化，呈象足样，说明曾有骨再生，但由于断端缺乏稳定性，新生骨痂难以跨过骨折线；后者骨折端无骨痂，断端分离、萎缩，说明骨折端血运差，无骨再生，骨髓腔被致密硬化的骨质所封闭，临床上骨折处可有假关节活动。

**88. A** 患者入院时血压降低、心率增快，骨盆挤压-分离试验阳性，高度怀疑骨盆骨折并发失血性休克，所以急诊应进行血常规检查和骨盆X线检查，因患者已做骨盆X线检查，故答案为A。骨盆MRI、SEP和DSA都不是首先重点考虑的检查项目，也不适合急诊进行。

**89. CE** 患者骨盆前、后环均完全断裂，右侧骨盆向上移位2cm，说明骨盆横向和直向均不稳定，属于Tile C型骨盆骨折。失血性休克是严重骨盆骨折的并发症，从患者的血压、心率、口唇颜色、神志、表情综合判断，均符合中度休克的诊断。

**90. BDG** 重度骨盆骨折应进入ICU监护治疗。经大量输血和补液血压仍不稳定，说明仍在继续失血，此时应紧急进行动脉造影并进行单侧或双侧髂内动脉栓塞止血。骨盆骨折禁止打开腹膜后间隙止血。不稳定骨盆骨折主张手术复位和内固定，但在血压不稳定的情况下施行手术是危险的；骨盆外固定支架可在局部麻醉下操作，可以简便、快速地稳定骨盆环，缩小创伤后骨盆容积，对控制出血有利。

**91. C** 先天性髋关节脱位中单侧者较为多见，其中左侧更为多见。女性多于男性。

**92. BF** 机械性因素、内分泌诱导的关节囊与韧带松弛、原发性髋臼发育不良和遗传因素等是先天性髋关节脱位的发病因素；外伤、感染因素属后天因素。

**93. D** 髋关节脱位分为两大类型，一类是单纯型，分为：髋臼发育不良、髋关节半脱位及髋关节脱位；另一类为畸形性髋关节脱位。

**94. BD** 新生儿和婴幼儿站立前期临床表现不明显，若出现下述表现提示有髋关节脱位的可能：①两侧大腿内侧皮肤皱褶不对称，患侧加深增多；②患儿会阴部增宽，双侧脱位时更为明显；③患侧髋关节活动少且受限，蹬踩力量较健侧弱，常处于屈曲位，不能伸直；④患侧下肢短缩；⑤牵拉患侧下肢时有弹响声或弹响感，有时患儿会哭闹。

**95. D** Allis征、Trendelenburg征、Ortolani试验、Barlow试验及外展试验有助于诊断髋关节脱位。Drawer（抽屉）试验用于检查膝关节前、后交叉韧带的稳定性。

**96. A** 正常股骨头位于Perkin象限的内下象限。半脱位时位于外下象限，全脱位时位于外上象限。

**97. F** 髋臼指数：髋关节的发育状况常用髋臼指数或称髋臼角来测定。通过双侧髋臼软骨（亦称Y形软骨）中心点连一直线并加以延长，称Y线；从Y形软骨中心点向髋臼外上缘做连线，称C线。C线与Y线的夹角即为髋臼指数或髋臼角。正常新生儿为30°~40°，1岁23°~28°，3岁20°~25°。大于此范围者表示髋臼发育不全。小儿步行后此角逐年减小，直到12岁时基本恒定于15°左右。

**98. B** 骨盆正位X线测量有助于诊断髋关节脱位的指标是：Perkin象限，髋臼指数（髋臼角），CE 角，Shenton 线和 Calve 线，Sharp 角。

**99. C** 3 岁以上儿童髋关节脱位一般采用手术切开复位，骨盆截骨术。常见的手术方式有：Salter 骨盆截骨术，Pemberton 环髋臼截骨术，Chiari 骨盆内移截骨术；髋臼造盖术适用于上述截骨术无法满意覆盖股骨头者。C 项适用于 1~3 岁幼儿。

**100. C** 髋关节脱位截骨术后患者一般采用髋人字石膏固定，术后固定时间一般为 6 周；逐渐开始负重时间一般在术后 3~6 个月。

# 全真模拟试卷（三）答案解析

## 一、单选题

**1. D** 骨折的专有体征是畸形，反常活动，骨擦音和骨擦感；疼痛、肿胀也是常见的表现。而弹性固定是关节脱位的表现。

**2. D** 肱骨近端骨折的 Neer 分型，将肱骨上端 4 个组成部分（即肱骨头、大结节、小结节和肱骨干）相互之间的移位程度分为 6 个基本类型，移位 >1 cm 或成角 > 45°，否则不能认为是移位骨块。

**3. D** 对于任何部位的骨折，都不可反复整复，以免加重损伤。如手法复位效果不好，需采取手术治疗。

**4. C** 肩周炎的主动和被动活动均受限，肩袖损伤被动活动不受限，故两者的鉴别依据是 C。

**5. B** 跟腱断裂的患者有在跑跳过程中突感足跟后部剧痛的病史；体格检查时在跟腱部可扪及凹陷；足背屈范围超过健侧；患足单独站立时，足跟不能离开地面。但足部感觉正常。

**6. B** 神经损伤分神经失用、轴突断裂、神经断裂三类，只有神经失用的电生理检查正常。神经失用由于神经轴突及鞘膜完整，虽功能丧失，但电生理正常。

**7. B** $L_5 \sim S_1$ 椎间盘突出压迫 $S_1$ 神经，表现骶髂部、髋部、大腿、小腿和足外侧疼痛，小腿和足外侧麻木；足跖屈无力；踝反射减低。

**8. A** 该患者手外伤后时间短，故应在清创后立即设法一期皮瓣移植覆盖创面，除非伤口污染严重。因伤在示指末节，对功能影响较小，如患者不愿扩大手术，亦可考虑在清创后短缩缝合创面。如用凡士林纱布覆盖创面易引起创面渗出，甚至感染。

**9. B** 类风湿关节炎的关节外表现包括：①全身症状，表现为低热、乏力、全身酸痛、食欲不振等；②皮下结节，常见于尺骨鹰嘴、手背、耳廓等处；③眼部病变如干性结膜角膜炎、巩膜炎等；④血管炎如手指小动脉炎等；⑤肺部病变，如胸膜炎、肺炎。

**10. C** 手法治疗失败者或未经治疗的 3 ~ 15 岁患儿若延误治疗时机，会逐渐产生骨骼畸形、跗骨排列异常、足舟骨变小且内移、骰骨发育异常粗大、跟骨跖屈、距骨头半脱位及胫骨内旋等畸形，足内翻更加严重。此时，分期手法矫正、石膏固定已不能矫正足下垂、内翻、内收畸形，骨骺处于发育阶段而不宜行关节骨性融合，可用软组织松解手术治疗。

**11. C** 疲劳性骨折，又称行军骨折或应力性骨折，多因骨骼系统长期受到非生理性应力所致，好发于胫骨、跖骨（第二、三跖骨）和桡骨，临床上无典型的外伤史。

**12. E** 骨筋膜室综合征常由创伤骨折的血肿和组织水肿使其室内内容物体积增加或外包扎过紧、局部压迫使骨筋膜室容积减小而导致骨筋膜室内压力增高所致，而开放性骨折所致的大量出血不会造成骨筋膜室内压力增高。

**13. C** 急性骨髓炎患者骨膜下穿刺抽出脓液时，就需要在抗感染用药治疗的同时，重点在于局部切开引流。

**14. C** 足外缘与小腿垂直为踝关节中立位，足尖向上，足与小腿间的角度小于90°称为背屈；反之，足尖向下，足与小腿间的角度大于直角称为跖屈。C描述错误。

**15. B** 伸直型肱骨髁上骨折的特点是：骨折线位于肱骨下段鹰嘴窝水平或其上方，骨折的方向为前下至后上；骨折远端向后、向上移位，近侧端向前、向下移位而突向肘前窝。

**16. D** MRI检查可准确定位并观察到脊髓损害变化。MRI不仅可了解脊髓受压程度，还可观察脊髓信号强度、脊髓信号改变的范围和脊髓萎缩情况等。

**17. D** 踝关节骨折Lauge－Hansen分型：1旋后－内收型，2旋后－外旋型，3旋前－外展型，4旋前－外旋型。其中旋前－外旋型特点：内侧结构紧张，外旋力量作用足部；内侧结构先受损，表现为三角韧带断裂或内踝撕脱骨折，这样距骨的内侧壁便可以向前移位，距骨外旋，迫使腓骨沿其纵轴旋转扭曲，导致前联合韧带断裂，然后是骨间韧带的断裂；此时，旋转的距骨脱离位于内侧的胫骨，胫腓骨分离，导致后联合韧带可发生后踝的撕脱骨折，最后导致腓骨干的骨折。D描述错误。

**18. A** 骨骺损伤最常见的分型是Salter－Harris分型：Ⅰ型骨骺分离；Ⅱ型骨骺分离伴干骺端骨折；Ⅲ型骨骺骨折；Ⅳ型骨骺和干骺端骨折；Ⅴ型骺板挤压性损伤；Ⅵ型骨骺边缘软骨环缺失。

**19. B** 选择人工股骨头置换术主要是因为该患者有糖尿病等慢性合并症且为老龄，身体条件差。

**20. E** 臂丛神经由第5～8颈神经及第1胸神经前支构成。

**21. A** Tinel征是指叩击神经损伤（仅指机械力损伤）或神经损害的部位及其远侧，而出现其支配皮区的放电样麻痛感或蚁走感，代表神经再生的水平或神经损害的部位。

**22. A** 骨折后，邻近的关节经过长期固定，容易造成关节韧带、关节囊等软组织挛缩，关节僵硬，致使骨折已经愈合后而关节活动仍障碍。

**23. D** 肱骨外上髁炎的产生是由于前臂伸肌重复用力引起的慢性撕拉伤造成的，故限制握拳及伸腕动作是最基本的防治措施。

**24. E** 小儿桡骨头发育尚不完全、环状韧带薄弱，当腕、手被向上提拉、旋转时，肘关节囊内负压增加，使薄弱的环状韧带或部分关节囊嵌入肱骨小头与桡骨头之间，取消牵拉力以后，桡骨头不能回到正常解剖位置，而是向桡侧移位，形成桡骨头半脱位。

**25. A** 骨尤因肉瘤（ES）是小圆形细胞的低分化型恶性肿瘤。它占所有原发性骨肿瘤的6%～8%，是儿童和青少年最常见的恶性原发性骨肿瘤。尤因肉瘤对放疗极为敏感，经小剂量照射后，肿瘤可迅速缩小，局部疼痛明显减轻；但由于肿瘤易早期转移，单纯放疗远期疗效差。化疗也很有效，但预后仍较差。现采用放疗加化疗和手术（保肢或截肢）的综合性治疗，生存率已提高到50%以上。

**二、多选题**

**26. BCD** 髋臼指数也称髋臼角，若>30°应怀疑先天性髋关节脱位或髋臼发育不良。测量方法是：通过双侧髋臼"Y"形软骨顶点画直线并加以延长，再以"Y"形软骨顶点向骨性髋臼顶部外侧上缘最突出点连一直线，两线所成夹角即为髋臼指数。正常新生儿为30°～40°，1岁23°～28°，3岁20°～25°，12岁及以后恒定在15°左右。超过30°范围者表示先天性髋关节脱位或髋臼发育不全。小儿步行后此角逐年减小。

**27. ABCE** 术中即时三维导航的优点包括提供三维信息，适于经皮微创手术，可进行术中设计，不需要手动注册；但价格昂贵。

**28. ADE** 胸大肌锁骨部代表颈5、颈6神经根；胸大肌胸肋部代表颈8、胸1神经根；背阔肌代表颈7神经根。

**29. ABCE** 肉瘤血生化检查可以作为观察病情转归的重要参考指标，一般骨肉瘤复发时碱性磷酸酶会升高，手术和化疗后碱性磷酸酶可下降至正常。

**30. CE** 关节僵硬：伤肢长时间固定，静脉和淋巴回流不畅，关节周围组织中浆液纤维性渗出和纤维蛋白沉积，发生纤维粘连，同时关节囊和周围肌肉挛缩，致使关节活动障碍。

**31. AB** 前路骨化韧带切除，该手术可直接切除骨化的后纵韧带，防止手术节段的症状再复发，但其缺点是韧带骨化切除部位仅局限于数个手术节段，对大范围的韧带骨化患者而言，若要全切除骨化病灶，创伤较大；后路椎板减压或椎板成形术，间接解压脊髓，缓解症状，该手术方法适用于多节段骨化韧带造成神经症状的患者，其缺点是骨化韧带未切除，病灶持续进展容易产生再压迫，且因胸椎部位为后凸行走，后路减压后脊髓神经向后滑动受限。

**32. ACE** 肉芽组织由新生薄壁的毛细血管以及增生的成纤维细胞构成，并伴有炎性细胞浸润；肉眼表现为鲜红色，呈颗粒状，柔软湿润，形似鲜嫩的肉芽故而得名。

**33. ACDE** 压疮的防治方法是：①床褥平整柔软或用气垫床，保持皮肤清洁干燥；②每2~3小时翻身1次，日夜坚持；③对骨隆突部位每日用50%乙醇擦洗，滑石粉按摩；④浅表压疮可以用红外线灯烘烤，但需注意发生继发性灼伤；⑤深在压疮应剪除坏死组织，勤换敷料；⑥炎症控制、肉芽新鲜时，做转移皮瓣缝合。

**34. ABE** 脊髓下缘平 $L_1$，因此颈椎、胸椎和上腰椎骨折可引起脊髓损伤，但下腰椎和骶椎骨折一般不引起脊髓损伤。

**35. ABCDE** 腕管由屈肌支持带（腕横韧带）与腕骨沟共同构成。管内有指浅、深屈肌腱及屈肌总腱鞘、拇长屈肌腱及其腱鞘和正中神经通过。

**36. ABCD** 若指腹由红润变成暗红色且指腹张力增高，毛细血管回流加快，皮温逐渐降低，指腹切开即流出暗红色血液，则提示静脉回流障碍，即静脉危象。

**37. BCDE** 肩袖由冈上肌、冈下肌、小圆肌、肩胛下肌的肌腱组成，附着于肱骨大结节和肱骨解剖颈的边缘，其内面与关节囊紧密相连、外面为三角肌下滑囊。

**38. ABCDE** 术前未将股骨头牵引至骨盆水平线以下、术中术式选择有误、髂腰肌等挛缩组织松解不够、前倾角矫正不足或矫正过多、关节囊重叠缝合过松等均是造成先天性髋关节脱位手术治疗后再脱位的原因。

**39. AD** 前臂 Volkmann 缺血性肌挛缩主要是由于供血不足引起前臂肌肉变性、坏死，继而形成瘢痕、挛缩，影响肢体功能的病症，可见于肱骨髁上粉碎性骨折移位、前臂骨折小夹板固定过紧。

**40. ABCDE** 再脱位、股骨头缺血性坏死、关节僵硬或强直、股骨头骨骺分离、股骨上段骨折、坐骨神经损伤等都是先天性髋关节脱位的治疗可能发生的并发症。

**41. ABD** Harrington 手术治疗特发性脊柱侧凸的适应证为年龄10~18岁；主凸角度 >40°，主凸的顶点在第10胸椎以上；主凸角度 > 70°，术前采用石膏或牵引矫形。

**42. AB** 椎体的脱位包括前后脱位与侧方脱位，均适用于Ⅳ度分类：不超过椎体前后径或左右径1/4者为Ⅰ度，1/4～1/2为Ⅱ度，1/2～3/4为Ⅲ度，大于3/4为Ⅳ度。完全错开者为完全脱位。

**43. ABCDE** 脊柱后方黄韧带、棘间韧带、棘上韧带和小关节囊共同构成后方韧带复合体，与颈椎间盘以及前、后纵韧带共同构成颈椎间盘－韧带复合体，保证了脊柱的稳定性。

**44. ABDE** 并非所有的腰椎滑脱都有临床症状，建议对年轻的峡部裂和脊柱滑脱患者要进行密切随访，症状轻微的腰椎峡部裂和Ⅰ～Ⅱ度滑脱或病程较短者宜首选非手术治疗。

**45. CDE** 马蹄内翻足的初期治疗为非手术治疗，包括用夹板、绷带和石膏管型固定。1岁以内幼儿多采用手法扳正，即手法按摩矫正、每10天左右重复一次按摩矫正、胶布固定于矫正位。A适用于1～3岁患儿，B适用于10岁以后畸形明显者。

**三、共用题干单选题**

**46. E** 依据题目中的描述，考虑诊断为腰椎间盘突出症。CT提示腰骶椎间盘向右后方，为$L_5～S_1$突出，会压迫$S_1$神经根。而E中的描述是$L_5$神经根受压的表现，故E错误。

**47. C** 椎间盘突向右后方，机体会代偿性地弯向患侧，以减轻疼痛，故会出现脊柱侧凸。

**48. C** 患者发病时间长，且是反复发作，可首选微创内镜手术减压并摘除突出的髓核。

**49. C** 图中所示呈"餐叉样"畸形，结合患者是手掌着地，诊断为伸直型桡骨下端骨折，可采取手法复位外固定。

**50. E** 伸直型桡骨下端骨折时，远端向桡背侧移位，故固定时应维持在腕关节掌屈尺偏位。

**51. E** 伸直型桡骨下端骨折的外固定时间是4～6周，本题答案选择E。

**52. C** 垂腕征是桡神经损伤的表现，本题答案选择C。

**53. C** 6岁儿童，手撑地摔倒，出现肘部损伤、桡动脉受压，最可能的诊断是肱骨髁上骨折。

**54. B** 患者颈肩痛并有放射痛、肩活动受限，手指感觉减退，符合颈椎病的表现。

**55. B** 颈椎病患者已有神经受压的表现，最有意义的辅助检查是MRI检查。

**56. E** 患者诊断为颈椎病，考虑为神经根型，可行牵引、颈托加口服抗炎止痛药的对症支持治疗。

**57. B** 诊断依据：①反复弯腰、扭转动作最易引起腰椎间盘损伤；②腰痛和坐骨神经痛，并且典型坐骨神经痛是从下腰部向臀部和大腿后方、小腿外侧直到足部的放射痛；③直腿抬高试验及加强试验阳性。

**58. A** CT检查可显示骨性椎管形态，黄韧带是否增厚及椎间盘突出的大小、方向等，对本病有较大的诊断价值。MRI除有CT的优点外，尚可更清晰全面地观察到突出髓核与脊髓、马尾神经、脊神经根之间的关系。

**59. A** 腰椎间盘突出好发于腰4～5和腰5～骶1椎间盘，前者累及腰5神经根，后者累及骶1神经根。腰5神经根受累可出现踝及趾背伸力弱，小腿前外侧和足内侧皮肤感觉改变；骶1神经根受累可出现踝及趾跖屈力弱，外踝附近和足外侧皮肤感觉改变。

**60. A** 患者有外伤史，查体面色苍白、呼吸困难。股骨干骨折出血量可达300～2000ml不等，故首先应检查患者生命体征。

**61. E** 患者出现右足背动脉搏动弱，足发凉、色苍白，则考虑并发主要动脉损伤，故应手术探查血管。患者右股骨干螺旋形骨折，为不稳定性骨折，患者现生命体征平稳。最佳治疗方式为：切开复位，内固定加探查血管。

**62. B** 骨折，特别是严重的骨折，如骨盆骨折、股骨骨折等常是全身严重多发性损伤的一部分。因此，现场急救不仅要注意骨折的处理，更重要的是要注意全身情况的处置。骨折急救的目的是用最为简单而有效的方法抢救生命、保护伤肢、迅速转运，以便尽快妥善处理。首先检查伤者全身情况，如处于休克状态，应注意保温，尽量减少搬动，有条件时应立即输液、输血。合并颅脑损伤处于昏迷状态者，应注意保持呼吸道通畅。因此该患者急救的首要任务是开放静脉通路和支持。

**63. E** 股骨干骨折因失血量较多，通常可达2000ml左右。当出现休克失代偿期临床表现时，估计失血量至少800ml。

**64. E** 成人和3岁以上儿童的股骨干骨折近年来多采用手术内固定治疗。成人股骨干骨折手术多采用钢板、髓内钉固定，儿童股骨干骨折多采用弹性钉内固定。

**65. C** 患者创口污染较轻，应用髓内钉为其适应证；术后4个月仍无骨痂形成，通过髓内钉动力化促进骨折愈合。

**四、案例分析题**

**66. BF** 依据题目中的描述，考虑患儿是脑性瘫痪，为明确诊断可以进行的影像学检查是颅脑CT和MRI。

**67. ABCD** 患儿是脑性瘫痪，现有双下肢僵硬，肌力减低，尖足，双侧髋内收肌挛缩、腘绳肌挛缩，治疗方案有康复治

疗和手术治疗，其中康复治疗辅以体疗、理疗、针灸、抗痉挛药物巴氯芬等，手术治疗以SPR手术、下肢矫形术为主。本题答案选择ABCD。

**68. BCDE** 患者是脑性瘫痪，并有下肢僵硬，肌力3级，双侧髋内收肌挛缩、腘绳肌挛缩等表现。根据肌肉挛缩范围，行选择性脊神经后根切断术（SPR手术）的范围包括$L_3$、$L_4$、$L_5$、$S_1$。

**69. B** 根据外伤时患者的姿势，X线检查示右桡骨远端骨折且骨折未涉及桡骨的腕关节面，诊断为Colles骨折。

**70. CG** Colles骨折时远端向桡背侧移位，固定时应掌屈尺偏位，固定的范围是前臂上1/3至掌横纹。

**71. D** Colles骨折手法复位2周后，待水肿消退，应维持的腕关节固定姿势是中立位。

**72. BE** 桡骨远端关节面向掌侧及尺侧倾斜，倾斜度称掌倾角及尺倾角；掌倾角为10°～15°，尺倾角为20°～25°。桡骨远端逐渐变宽，骨皮质非常薄，横切面略呈四方形，与腕骨构成腕关节的主要部分。

**73. BCEGH** Colles骨折常见的并发症包括：关节僵硬、骨折延迟愈合或不愈合、前臂旋转功能障碍、畸形愈合、神经损伤。

**74. ABC** 外伤后出现左肩疼痛、肿胀，伴有肩部活动障碍，需要行X线检查和CT平扫，了解有无骨折以及骨折的情况；肩关节MRI可明确有无肩袖损伤等周围软组织损伤。

**75. B** 左侧肱骨近端Neer三部分骨折脱位，伴有明显骨质疏松，急诊可以检查腋神经功能，麻醉下尝试闭合复位。

**76. D** 患者是肱骨近端Neer三部分骨折脱位，伴有明显骨质疏松，如果复位失败，应调整血糖，择期行肱骨头置换术。

禁忌反复复位。

**77. C** 患儿自幼在负重、挤压、摔倒后易出现骨折，头颅畸形，巩膜蓝色，X线骨密度检测显示骨质疏松，最可能的诊断选择 C。

**78. ABCDE** 成骨不全症患者均有不同程度的骨质疏松，同一患者骨折可反复发生，由此可导致骨骼变形，骨骼系统以外的症状包括蓝色巩膜、成齿不全、耳聋等。本病没有特异的实验室检查，血钙、磷一般为正常，碱性磷酸酶可增高（骨折后成骨细胞活动增加）。多数病例 X 线表现存在明显广泛的骨质疏松。

**79. D** 成骨不全症是一种因胶原形成异常或缺陷引起的主要表现在中胚层组织的疾病，一般认为属遗传性疾病，应进一步进行的检查是 COL1A1 和 COL1A2 基因分析。

**80. AC** 主要药物包括氟化物、维生素 D 和性激素等，双膦酸盐类和人生长激素，均可用于防治骨质疏松。在成骨不全症的药物治疗领域，主要研究集中于双膦酸盐类和人生长激素两大类。

**81. ABE** 该患者腰背部受伤史明确，腰背部疼痛伴左肾区有叩痛，不能除外左肾挫裂伤可能；胸腰结合部皮肤青紫，局部有压痛、叩击痛，不能除外肋骨骨折可能；查体见双下肢肌力 0 级，深、浅感觉均丧失，鞍区感觉丧失，应考虑脊柱骨折伴脊髓损伤。

**82. ADEG** 针对左肾挫裂伤应完善泌尿系超声及肾脏 CT，了解肾实质裂伤程度、范围，有无尿外渗和肾血肿等情况；针对脊柱骨折，应进一步完善 X 线片及脊柱 CT，以明确脊柱损伤部位及程度。

**83. ACDE** 伤后 6 小时内是脊柱骨折伴脊髓损伤治疗的关键时期，应尽早治疗，具体措施有：①抗休克治疗，维持患者收缩压高于 90mmHg；②甲泼尼龙冲击治疗，减轻外伤后神经细胞的变性、降低组织水肿、改善脊髓血流量；③手术治疗，该患者椎管占位达 60%，可通过椎管减压术以解除对脊髓的压迫，同时行脊柱内固定术恢复脊柱的稳定性。

**84. DEFGH** 脊柱骨折伴脊髓损伤易导致一系列并发症出现，该患者发热、白细胞及中性粒细胞升高，应考虑肺部感染、伤口感染等感染性并发症；患者血红蛋白、红细胞比容降低，应考虑椎管内存在进行性活动性出血；截瘫患者长期卧床，皮肤长时间受压于床褥而易发生皮肤坏死、压疮；长期卧床，胃肠动力差，结合患者腹胀表现，应考虑术后肠梗阻。

**85. BCDEF** 金属内固定物与植骨可能是手术深部感染的潜在原因，必要时应考虑去除这些潜在感染源，以利于伤口感染消退，A 项错误。

**86. BEF** 患者术后病情改善，肌力逐渐恢复，提示治疗效果明显；可继续加强理疗以及功能锻炼，促进功能恢复；同时，可给予神经营养药物，以利于神经功能修复；并注意积极防治各种可能出现的并发症。

**87. BEH** 脊髓型颈椎病：由于颈椎退变结构压迫脊髓或压迫供应脊髓的血管而出现一系列症状，包括四肢感觉、运动、反射以及二便功能障碍的综合征，为颈椎病最严重的类型。由于下颈段椎管内容积相对较小（脊髓颈膨大处），且活动度大，故退变亦发生较早、较重，脊髓受压也易发生在下颈段。患者出现上肢或下肢麻木、无力、僵硬，双足踩棉花感，躯体束带感，双手精细动作障碍；后期可出现二便功能障碍。检查时可有感觉障碍平面，肌力减退，四肢腱反射活跃甚或亢进，而浅反射减弱甚或消失；Hoffmann 征、Babinski 征等病理征可呈阳性。该患者双手麻木、无力，走路不稳，病理征阳性，这是脊髓受压迫的典型症状和体征，故考虑脊髓型颈椎病（颈椎管狭窄）、颈椎先天性畸形（颈椎管变形）、颈椎椎管内肿瘤（颈椎管占位），这三种疾病由于椎管内改变引起脊髓受压迫，均会导致患者出现上述症状和体征。

**88. AFG** 颈椎正侧位、双斜位、过伸-过屈位 X 线片：可示颈椎曲度改变，生理前凸减小、消失或反张，椎体前后缘骨赘形成及椎间隙、椎间孔狭窄，颈椎节段性不稳定等。颈椎磁共振检查可见 $T_1WI$ 示椎间盘向椎管内突出等，$T_2WI$ 示硬膜外腔消失，椎间盘呈低信号，脊髓受压或脊髓内出现高信号区。颈椎 CT 扫描可示颈椎间盘突出，颈椎管矢状径变小，黄韧带骨化，硬膜外腔脂肪消失，脊髓受压等征象。该患者症状符合脊髓受压，通过颈椎 X 线、CT、MRI 可以清楚查看脊髓受压迫的原因、程度，并排除其他相关疾病。

**89. BE** 脊髓型颈椎病：由于颈椎退变结构压迫脊髓或压迫供应脊髓的血管而出现一系列症状，包括四肢感觉、运动、反射以及二便功能障碍的综合征，为颈椎病最严重的类型。颈椎先天性畸形：主要为颈椎先天融合畸形、颈椎半椎体畸形等，表现为颈部外观畸形和脊髓神经症状。该患者影像学检查可见颈 6～7 椎体分节不全，融合畸形，椎间盘突出压迫脊髓。影像学检查符合症状所示，故诊断为：颈椎先天性畸形（颈 6～7 椎体分节不全）、脊髓型颈椎病。

**90. ACFJ** 非手术治疗：包括颈椎牵引、颈围制动、颈部理疗、改善不良工作体位和睡眠姿势、调整枕头高度等方法。常配合应用非甾体抗炎止痛药和肌肉松弛剂、神经营养药等。手术治疗：脊髓明显

受压，伴有神经功能障碍，应采取手术治疗；手术方式为颈椎前路椎间盘切除减压，植骨融合，颈椎前路钢板内固定术；术前气管推移训练以减少术中应激，术后给予雾化、祛痰以减少对伤口刺激，使用甘露醇脱水减轻神经根水肿而提高手术效果。

**91. B** 经颈椎前路手术，需常规放置切口内引流，防止术后渗血，引起气管压迫，出现呼吸困难。

**92. ABCDEFG** 颈椎前路手术最常用的术式是颈椎前路椎间盘切除或椎体次全切、神经减压、椎间植骨融合术，必要时还可以切除钩椎关节行椎间孔扩大减压。常见术后并发症为手术入路过程中毗邻结构的损伤和术后出血等，主要有：脊髓及神经根损伤、椎动脉损伤、喉上神经损伤、喉返神经损伤、伤口内血肿形成、呼吸道炎症反应及感染、食管损伤等。椎板在后方，颈椎前路手术不会引起椎板骨折。

**93. CEF** 脊柱颈段由 7 个颈椎，6 个椎间盘，8 对颈神经构成。椎间盘是由上、下软骨终板，中心的髓核及四周的纤维环构成。软骨终板及髓核无血管和神经结构，椎间盘损伤后难以自行修复。颈脊髓膨大部位于颈 5～胸 2 节段。脊髓型颈椎病上肢的感觉与运动障碍一般早于下肢的感觉与运动障碍，上肢通常多以下运动神经元通路损害为主，手笨拙、无力且精细动作困难，随病情发展可有手内在肌萎缩；亦可出现其他上肢肌力减退。下肢多为上运动神经元通路异常，表现为肌张力不同程度的增高和肌力减损，膝反射和跟腱反射活跃、亢进，出现踝阵挛、髌阵挛、Babinski 征呈阳性。在寰椎后弓手术，以咬骨钳咬除后弓时，其中线向两侧宽度不可超过 1.5cm，椎动脉在寰椎侧块后方向内侧弯曲，穿经枕骨大孔进入颅腔，此处易损伤椎动脉。

**94. A** 根据题干信息，考虑患者有骨盆骨折，且已有休克表现，应首先补液、输血、抗休克治疗。

**95. ABCDE** 骨盆骨折的并发症 ①低血容量性休克：骨折断端的出血及后方结构损伤造成骶前静脉丛破裂为休克的主要原因。②腹膜后血肿。③尿道或膀胱损伤：对骨盆骨折的患者应经常考虑下尿路损伤的可能性，尿道损伤远较膀胱损伤为多见。④直肠损伤：除非骨盆骨折伴有阴部开放性损伤，直肠损伤并不是常见的并发症。⑤神经损伤：多在骶骨骨折时发生，组成腰骶神经干的 $S_1$ 及 $S_2$ 最易受损伤。

**96. ABCD** 骨盆骨折 Young – Burgess 分类 ①分离型（APC）：由前后挤压伤所致，常见耻骨联合分离，严重时造成骶髂前后韧带损伤，通常是由来自前方的暴力造成；②压缩型（LC）：由侧方挤压伤所致，常造成骶骨骨折（侧后方挤压）及半侧骨盆内旋（侧前方挤压）；③垂直型（VS）：剪切外力损伤，由垂直或斜行外力所致，常导致垂直或旋转方向不稳定；④混合外力型（CM）：侧方挤压伤及剪切外力损伤，导致骨盆前环及骶髂前后韧带的损伤。该分类的优点是有助于损伤程度的判断及对合并损伤的估计，可以指导抢救、评估预后。根据文献统计，分离型骨盆骨折合并损伤最严重、死亡率也最高，压缩型次之，垂直型较低；而在出血量上的排序依次是分离型、垂直型、混合型、压缩型。

**97. ABCDE** 骨盆损伤改良的 Tile/AO 分类：①A 型稳定，轻度移位。②B 型纵向稳定，旋转不稳定，后方及盆底结构完整。B1. 前后挤压伤，外旋，耻骨联合分离 >2.5cm；说明骶髂前后韧带＋骶棘韧带损伤。B2. 侧方挤压伤，内旋。B2.1. 侧方挤压伤，同侧型；B2.2. 侧方挤压伤，对侧型。B3. 双侧 B 型损伤。③C 型旋转及纵向均不稳定（纵向剪切外力损伤）。C1. 单侧骨盆。C1.1. 髂骨骨折；C1.2. 骶髂关节骨折脱位；C1.3. 骶骨骨折。C2. 双侧骨盆。C3. 合并髋臼骨折。

**98. ABCDEFGH** 膝关节损伤，X 线未发现骨折，需要注意膝部软组织或关节软骨的损伤。前后交叉韧带、内外侧副韧带损伤，膝关节会出现红肿、积液、不稳、活动受限等，需要询问患者关节受伤当时是否出现明显肿胀、积液，关节积液消退的时间、关节当时是否有屈伸受限，现在能否做急停与急转动作、现在能否快步下楼梯、现在关节活动后能否出现关节腔积液等；内外侧半月板损伤，表现出关节交锁、活动受限、疼痛等，需要询问病史，受伤当时能否继续活动或行走、现在关节有无交锁等。

**99. AG** 抽屉试验：膝关节屈曲90°，检查者固定患者足部，用双手握住胫骨上段做拉前和推后动作，并注意胫骨结节前后移动的幅度。前移增加表示前交叉韧带断裂；后移增加表示后交叉韧带断裂。过伸试验：膝关节完全伸直并轻度过伸时，半月板破裂处受牵拉或挤压而产生疼痛。针对该患者，前抽屉试验阳性，说明前交叉韧带断裂；伸直较健侧受限、内侧关节隙压痛，说明内侧半月板损伤。

**100. F** 半月板损伤急性期过后转入慢性阶段。此时肿胀已不明显，关节功能亦已恢复，但总感到关节疼痛，活动时有弹响。有时在活动时突然听到"咔嗒"一声，关节便不能伸直，忍痛挥动几下小腿，再听到"咔嗒"声，关节又可伸直，此种现象称为关节交锁。患者目前关节交锁反复出现，前交叉韧带断裂者目前主张在关节镜下行韧带重建手术，半月板损伤目前亦主张在关节镜下进行手术。关节镜下手术创伤小，对关节激惹少，术后恢复快。

# 全真模拟试卷（四）答案解析

**1. D** 股骨颈骨折，多见于中老年人，尤以 50~70 岁者为最多。因老年人骨质疏松，股骨颈脆弱，轻微跌倒即可发生骨折。该部位血运较差，若骨折处理不及时、不恰当，都会导致骨折不愈合或并发股骨头缺血性坏死、创伤性关节炎，严重影响老年人的生活质量。

**2. A** 伸直型肱骨髁上骨折，近骨折端可压迫肱动脉，出现手麻木、主动活动障碍，手发凉，应立即解除压迫，改用骨牵引。

**3. C** 尺神经在肘下部损伤者，支配指深屈肌尺侧半的肌支已发出，故指深屈肌尺侧半的功能正常、小指及环指指间关节可屈曲；但由于手内肌瘫痪，使其屈掌指关节、伸指间关节的功能丧失，指伸肌及指屈肌无手内肌的对抗而出现小指及环指掌指关节过伸、指间关节屈曲，不能在屈掌指关节同时伸指间关节而呈典型的爪形手畸形。

**4. B** Ortolani 试验：患儿仰卧，助手固定骨盆，检查者一手拇指置于股骨内侧正对大粗隆处，其余四指置于股骨大粗隆外侧，另一手将同侧髋、膝各屈曲 90°并逐渐外展，同时四指将大粗隆向前、向内推压，可听到或感到"弹跳"，这是脱位的股骨头滑入髋臼所产生，即为 Ortolani 试验阳性，也称弹入试验阳性。据此即可诊断先天性髋关节脱位。

Barlow 试验：操作方法与 Ortolani 试验相反，检查者被动使双髋内收且用拇指从后方推压股骨大粗隆，此时检查者可感到另一个弹跳声音，说明股骨头脱出髋臼，即为阳性，也称弹出试验阳性。

Ortolani 试验和 Barlow 试验只适用于 3 周内的新生儿；因出生 3 周后软组织已较强壮，本法不可靠而且易造成损害。

**5. C** 结核菌经呼吸道或消化道侵入人体，形成原发灶，结核菌在原发灶进入淋巴和血行播散到全身各脏器，特别是网状内皮系统（包括骨关节），多数播散灶被吞噬细胞所消灭，而极少数播散灶潜伏下来；一旦人体免疫力降低，潜伏感染灶中的结核菌繁殖，突破包围的组织而发病。骨与关节结核主要继发于肺结核。

**6. B** 先天性髋关节脱位早期复位，股骨头和髋臼可正常发育。治疗越早，效果越佳。随年龄的增大，病理改变越重，治疗效果越差。

**7. C** 由该患者的临床症状与体征判断其可能患有腰椎间盘突出症并压迫坐骨神经，导致右臀部及下肢放射痛 6 个月。因此为减轻疼痛，该患者可能时常采用上身向左侧弯曲位以缓解神经根受压，从而导致姿势代偿性脊柱侧凸。

**8. E** 以下情况不适合施行半月板移植：①膝关节已经出现明显的骨性关节炎变化——股骨髁变扁平，关节间隙变窄甚至消失，出现大量骨赘增生，胫骨平台出现退变性凹陷。②下肢力线不正常，膝内翻或外翻——在进行半月板移植之前，必须先进行力线矫正手术。③关节不稳定——应当在半月板移植之前或同时进行相应的治疗，如韧带重建手术等。④膝关节纤维化、神经营养不良或严重的疼痛症状。⑤曾经有过膝关节感染的病史。

**9. D** 骨筋膜室内的压力增高，当压力达到一定程度［前臂8.7kpa（65mmHg），小腿7.3kpa（55mmHg）］可使供应肌肉的小动脉关闭，形成缺血→水肿→缺血的恶性循环。

**10. C** 骨折临床愈合标准：骨折局部无压痛、无纵向叩击痛和反常活动；X线片示骨折线模糊，有连续性骨痂通过骨折线。解除外固定后，肢体能承受以下要求：上肢向前平伸持重1kg达1分钟；下肢不扶拐在平地上连续行走3分钟且不少于30步。观察2周骨折处不变形。

**11. C** 目前对50岁以上的髋关节骨关节炎患者，有明显疼痛和运动障碍者，特别是因损伤、畸形或其他原因而引起的继发性骨关节炎病人，倾向于进行全髋关节置换术。其特点是切除有病变的髋臼和股骨头，术后可早期起床活动，达到无痛、运动范围正常和稳定的目的。

**12. A** 肱骨上1/3骨折，近侧骨折端受到胸大肌、大圆肌和背阔肌的牵拉作用向内侧移位；远侧骨折端因三角肌、喙肱肌、肱二头肌、肱三头肌牵拉的作用而向外上移位。

**13. D** 骨筋膜室综合征，是肢体创伤后的一种严重并发症，是由骨筋膜室内高压而导致以神经－肌肉严重缺血甚至坏死为特点的综合征，主要发生于小腿和前臂，上肢者则多见于伸直型肱骨髁上骨折。

**14. B** 患者在轻微外伤后出现肱骨上部疼痛，X线见左肱骨上段局限性骨质沿髓腔膨胀性破坏、骨皮质变薄、部分骨皮质不连续，最可能的诊断为左肱骨骨囊肿伴病理性骨折。

**15. C** 强直性脊柱炎是一种慢性炎性疾病，主要侵犯骶髂关节、脊柱骨突、脊柱旁软组织及外周关节等，出现足跟痛主

要是因为跟骨骨炎。

**16. D** 骨折的并发症：早期并发症——（1）休克。（2）脂肪栓塞综合征。（3）重要内脏器官损伤：①肝、脾破裂；②肺损伤；③膀胱和尿道损伤；④直肠损伤。（4）重要周围组织损伤：①重要血管损伤；②周围神经损伤；③脊髓损伤。（5）骨筋膜室综合征。晚期并发症——（1）坠积性肺炎；（2）压疮；（3）下肢深静脉血栓形成；（4）感染；（5）损伤性骨化；（6）创伤性关节炎；（7）关节僵硬；（8）急性骨萎缩；（9）缺血性骨坏死；（10）缺血性肌挛缩。

**17. D** 本病属良性骨肿瘤，多数患者起病缓慢，病程长，无自觉症状或有轻微疼痛、肿胀。骨破坏严重时肿块压痛，特别是患肢增粗、弥漫性水肿。X线片发现病变位于骨干或干骺端，或扁骨呈溶骨性破坏；皮质膨胀变薄，髓腔呈多囊状骨破坏，边界清楚。在与骨血管瘤、骨巨细胞瘤等鉴别后，临床应考虑骨淋巴管瘤的诊断。若囊腔穿刺抽出浅黄色液体，实验室检查为淋巴液，镜下见到肿瘤由许多内皮细胞形成的扩张淋巴管组成，即可确诊为骨淋巴管瘤。

**18. B** 比较常见的外伤性缺血性骨坏死发生部位有股骨头，肱骨头，手舟骨等。

**19. C** 股骨头缺血性坏死是股骨头血供中断或受损，引起骨细胞及骨髓成分死亡及随后的修复，继而导致股骨头结构改变、股骨头塌陷、关节功能障碍的疾病。本病可分为创伤性和非创伤性两大类。在活动负重时增加了髋关节的骨性摩擦，故对于股骨头缺血性坏死患者特别强调应减少负重，扶双拐可有效减少疼痛。

**20. E** 先天性肌性斜颈是一侧胸锁乳突肌纤维性挛缩导致颈部和头面部向患侧偏斜的畸形。多因产伤、异常分娩或胎位

异常，引起胸锁乳突肌损伤、血肿机化，继而挛缩所致。此外还有子宫内、外感染及动静脉栓塞等学说，但与药物无关。

**21. C** 在治疗肱骨髁上骨折时，最应防止出现的畸形是肘内翻，肘内翻是常见的肱骨髁上骨折晚期畸形。

**22. B** 肱骨闭合性骨折并发桡神经损伤，多属神经挫伤，较少为断裂伤，一般先行保守治疗，3个月无效后手术探查。探查包括腋部和上臂桡神经的显露以及肘部和前臂桡神经的显露，根据术中所见神经病变性质进行相应的神经手术。

**23. D** 医学论著的结构性摘要包括目的、方法、结果、结论，引言主要是在正文内。

**24. E** 腰椎峡部裂为腰椎一侧或两侧椎弓上下关节突之间的峡部骨质缺损不连续，亦称椎弓峡部裂或峡部骨不连。病因学而言，除了外伤，有先天性学说、获得性学说。多数学者认同重复性损伤及应力不均造成的疲劳骨折所致。如该处骨化不全，或有潜在的软骨缺损，即形成先天性峡部骨不连；如该处发育薄弱，再加上某种程度的外伤或劳损，也可导致薄弱的峡部发生骨折。

**25. E** 老年人血液循环较差，一旦发生股骨颈头下型骨折，更易导致股骨头缺血性坏死。人工关节置换术（人工股骨头置换和全髋关节置换）适用于年龄较大、移位明显的股骨颈骨折患者；其中对于健康状况良好、预期寿命较长、生活较为积极的老年人，则应当考虑采取全髋关节置换。

**二、多选题**

**26. ACDE** 图中所指"鼻烟窝"，其桡侧界为拇长展肌腱和拇短伸肌腱，尺侧界为拇长伸肌腱，近侧界为桡骨茎突，窝底为手舟骨和大多角骨。窝内有桡动脉通过，可扪及其搏动。

**27. ACDE** 其发病原因主要考虑坐骨支骨折刺破直肠形成开放性骨折。早期直肠指诊有血是明确诊断的重要手段，及时清创、修补裂口是预防的关键，若直肠后腹膜撕裂则可进一步发展为腹腔感染。

**28. ACDE** 颈椎骨折脱位合并截瘫的严重并发症有：①呼吸道感染；②泌尿系统感染；③由于长期卧床导致压疮；④排便障碍；⑤自主神经失调等。截瘫一般不累及心血管系统。

**29. ABCDE** 严重创伤后常见的并发症主要有休克、感染、挤压综合征、应激性溃疡、脂肪栓塞综合征、多器官功能障碍综合征。

**30. AD** 股骨干中下段骨折时，受腓肠肌的牵拉而使远折端向后、外、下方移位。

**31. BCDE** 小夹板固定治疗骨折的优点是固定的范围小，不用固定关节（如胫骨骨折不需制动膝关节与踝关节），没有限制关节运动；因此可以及早进行康复治疗，尽早下地，防止关节僵硬等并发症。

**32. BCDE** 桡动脉先经肱桡肌与旋前圆肌之间，继而在肱桡肌腱与桡侧腕屈肌腱之间下行，绕桡骨茎突至手背，穿第1掌骨间隙到手掌，与尺动脉掌深支吻合构成掌深弓。桡动脉下段仅被皮肤和筋膜遮盖，是临床触摸脉搏的最常用部位。

**33. ADE** 尺骨分上端、下端和体三部分。①上端粗大，前面有一半月形的关节面，称为滑车（半月）切迹，与肱骨滑车相关节。切迹后上方的突起为鹰嘴，可在肘后皮下摸到。前下方的突起为冠突。冠突的前下方有一粗糙隆起，称为尺骨粗隆，是尺侧腕屈肌的止点。冠突的外侧面有一关节面，称为桡骨切迹。②体稍弯曲，呈三棱柱状。其后缘全长均位于皮下。外侧缘菲薄而锐利，为前臂骨间膜的附着处，故名骨间嵴。③下端细小，在手腕背面小指一侧呈一圆锥状突起，称作尺骨茎突，从体表可看到。

**34. ABCD** 典型的强直性脊柱炎，胸腰椎应力骨折的 X 线片特征为骨折累及三柱，部分骨质吸收而出现断端分离，骨折平面可见破坏性病损，假关节形成及局部后凸畸形。

**35. ABDE** 骨软骨瘤无明显的症状，多在无意中发现，皮肤表面多正常，不出现静脉怒张。X 线肿瘤的骨质影像与其所在部位干骺端的骨质结构完全相同，肿块与周围界限明显。

**36. ABCDE** 骨样骨瘤是一种良性成骨性肿瘤。常见于儿童和青少年。好发部位以下肢长骨为主。疼痛可用阿司匹林止痛。本病手术治疗为主，理想的治疗是大块切除包含有病灶的患骨，防止复发。

**37. AD** 股四头肌肌腱或髌腱断裂患者会出现伸膝功能障碍，伸膝抗阻力试验阳性；不是直腿抬高试验阳性。具有诊断价值的体征有局部凹陷、髌骨位置上移或下移。

**38. ABCDE** 不当的治疗方法影响骨折愈合：①反复多次的手法复位；②切开复位时，软组织和骨膜剥离过多影响骨折段血供；③开放性骨折清创时，过多地摘除碎骨片；④骨折行持续骨牵引治疗时，牵引力过大；⑤骨折固定不牢靠；⑥过早和不恰当的功能锻炼。健康状况欠佳，特别是患有慢性消耗性疾病者，如糖尿病也会影响愈合。

**39. ABCD** 早期仅有指端疼痛且疼痛较轻，无明显肿胀时，可采用热盐水浸泡、热敷、理疗、抬高患肢、中药外敷及应用抗生素，约一半患者炎症可消退。如出现指端剧烈疼痛，肿胀明显，触诊指腹张力增高，即应行切开引流以解除指腹腔隙内

高压，减轻疼痛，防止骨质破坏及骨髓炎形成。切开引流时做侧面切口。

**40. ABCE** 急性血源性化脓性骨髓炎 X 线摄片早期无明显改变，发病 2 周左右方有骨质破坏、骨膜增生和病理性骨折表现。本题 D 错误。

**41. ACDE** 局部因素如骨折断端有软组织嵌入，骨折周围软组织广泛损伤，骨缺损过多，骨折端血液供应丧失等都是影响骨折愈合的不利因素。

**42. ACE** 鹅足腱是缝匠肌、股薄肌、半腱肌三块肌肉之腱性部分在胫骨近段内侧的附着点，外形类似"鹅足"。

**43. ABCDE** 骨软骨瘤是最常见的良性骨肿瘤，多是不经意时发觉到，主要的症状是无痛性肿块以及压迫血管、神经引起的症状，骨软骨瘤恶性变较少，一般不需治疗。外科切除时，手术的重点是从肿瘤基底切除而不要剥离局部覆盖的骨膜，软骨帽和软骨外膜要一并切除，以免肿瘤复发；同时防止损伤骺板。

**44. ABCD** 脊髓灰质炎后遗症外科手术治疗的原则是矫正骨与关节畸形，恢复生理负重力线；肌力重建与平衡调整；稳定关节；均衡下肢不等长。

**45. BD** 为了提高大面积皮肤剥脱伤经治疗后的生理功能，不宜采用表层皮片植皮，全厚皮片不易成活，肌腱外露者必须用具有血液循环的深部组织覆盖后再行植皮。本题答案选择 BD。

**三、共用题干单选题**

**46. C** 青年男性患者午后低热、颈部酸痛半年，出现一系列颈髓损害表现，考虑是颈椎结核。

**47. B** 颈椎结核患者已出现颈髓损害表现，应考虑手术治疗。

**48. E** 患者低热、盗汗、消瘦病史，考虑结核病。X 线片仅显示右髋关节关节

间隙稍宽，现无骨质破坏。可卧床休息，营养支持，牵引，全身抗结核药物治疗。

**49. B** 如无明确低热、盗汗、消瘦等病史，无骨质破坏，尚不能诊断滑膜结核，需要与暂时性滑膜炎鉴别。

**50. A** 股骨颈骨折（头下型）的血运最差，易形成股骨头缺血性坏死。故预后最差的是头下型。

**51. D** 如果是头下型骨折并有移位，易并发股骨头缺血性坏死，应行人工关节置换。

**52. B** 患者是运动员，右膝突然减速史，外翻、外旋损伤，伤时有韧带撕裂的声音，考虑诊断为前交叉韧带损伤。

**53. B** 侧方应力试验是检查内、外侧副韧带损伤的重要手段。

**54. D** 本病例的辅助检查：①X线检查可帮助除外骨折，并可发现有无前交叉韧带下止点附着处的髁间嵴撕脱骨折；如有明显的 Segond 征表现，可直接帮助诊断前交叉韧带断裂。注意与外侧副韧带下止点撕脱骨折鉴别。②MRI 可明确显示该骨折片位于髂胫束及外侧副韧带间的关节囊韧带附着处。MRI 可将前交叉韧带损伤分为部分撕裂和完全撕裂；大多数的前交叉韧带损伤会合并其他韧带、半月板、关节软骨损伤，因此在发现有前交叉韧带损伤时应注意观察其他结构是否正常，应用 MRI 可更好地明确诊断。

**55. D** 急性单纯性前交叉韧带损伤者如有条件，应进行关节镜检查。如同时有前外侧旋转不稳定，应同时进行韧带修复和半腱肌腱或髂胫束转位术，以增加膝部稳定性。

**56. B** 慢性前外侧旋转不稳定，治疗目的在于消除轴移现象，以增加膝部稳定性。

**57. A** 腕、手指下垂的垂腕征是桡神

经损伤的表现。

**58. B** 桡神经在肱骨中段后方至肱骨中、下 1/3 交界处外侧紧贴骨面走行，该处骨折时容易引起桡神经损伤，表现为伸腕、伸拇、伸指、前臂旋后障碍及手背桡侧（虎口区）感觉异常。

**59. B** 伸指总肌、拇长伸肌失神经支配，提示桡神经损伤。

**60. D** 探查见损伤的神经为瘢痕所包裹，张力较大，应切除瘢痕以松解神经。

**61. A** 急性化脓性骨髓炎多发于儿童及青少年，以胫骨近端和股骨远端为最常见的发生部位，早期表现为患区剧痛，局部皮温增高，伴局限性压痛，典型全身症状如寒战、高热、呕吐甚至感染性休克；血常规常有白细胞计数及中性粒细胞百分比增高，红细胞沉降率加快；起病后 14 天内的 X 线检查往往无异常发现。该患儿有右小腿疼痛、局部肿胀与压痛伴高热、白细胞计数及中性粒细胞百分比增高表现，应考虑急性化脓性骨髓炎可能；目前病程仅 3 天，如局部分层穿刺见脓液和炎性分泌物，对本病诊断意义甚大。

**62. A** 急性化脓性骨髓炎常发生于儿童长管状骨干骺端，常见的致病菌是金黄色葡萄球菌。其次为乙型链球菌和白色葡萄球菌、偶有大肠埃希菌、铜绿假单胞菌、肺炎链球菌感染。

**63. D** 急性化脓性骨髓炎早期形成骨膜下脓肿，常表现为患区剧痛，局部皮温增高，伴局限性压痛；穿破后成为软组织深部脓肿，疼痛反可减轻，但局部红、肿、热、压痛都更为明显；脓液沿着髓腔播散，则疼痛与肿胀范围更为严重，整个骨干被破坏后，可发生病理性骨折。自然病程可以维持 3~4 周；脓肿穿破后疼痛即刻缓解，体温逐渐下降，形成窦道，病变转入慢性阶段。

**64. D** 患者有手掌被锐器刺伤史；查体中指呈伸直位，感觉障碍，手指苍白发凉，Allen 试验阳性。则考虑肌腱＋神经＋血管损伤。故诊断为：左中指屈指肌腱、两侧指固有神经和指动脉开放性损伤。

**65. C** 患者锐器伤后 2 小时，则可进行清创后修复屈指肌腱、神经，吻合动脉，缝合创口。

**四、案例分析题**

**66. DG** 患者无神经受压的表现，无感染的表现，疼痛时间长达 2 年，不是 A、B、C；未述关节不能活动，无弹性固定等，不是关节脱位（排除 E）。无骨折的表现（排除 F）。患者曾有髋关节外伤史，中老年人，可能是髋关节骨关节炎；有长期饮酒史，可能有股骨头缺血性坏死。本题答案选择 DG。

**67. ABCDEF** 近年来虽然影像学有了长足的进步；但是对于股骨头缺血性坏死的诊断仍以普通的 X 线片作为主要的手段，有时甚至不需要其他的影像学手段即可做出明确的诊断。对于 X 线片表现正常或仅有轻度骨质疏松，临床无症状或仅有轻度疼痛、髋关节活动受限者，做骨的血流动力学检查可以帮助确诊有无早期股骨头缺血性坏死，其准确率达 99%。CT 在股骨头缺血性坏死诊断方面的应用可达到两个目的，即早期发现微小的病灶和鉴别是否有骨的塌陷存在及其延伸的范围，从而为手术或治疗方案的选择提供信息。近年来，应用磁共振诊断早期股骨头缺血性坏死已受到了人们的重视，实践证明 MRI 是一种有效的非创伤性的早期诊断方法。放射性核素扫描及 γ 闪烁摄片是一种安全、简便、灵敏度高、无痛苦、无创伤的检查方法，患者易于接受，对于股骨头缺血性坏死的早期诊断具有很大价值。

**68. B** X 线片见关节间隙正常，股骨头扁平，符合股骨头缺血性坏死的影像学表现。

**69. A** 外展肩关节时（肩峰下组织发生撞击）疼痛，肩关节活动无明显受限，考虑肩峰撞击综合征。

**70. ABCDE** 肩峰下撞击可导致：①肩峰下滑囊炎；②冈上肌炎；③冈上肌钙化；④肩袖损伤；⑤肱二头肌肌腱炎。

**71. ACE** 肩峰结构常分为平坦形、弧形（弯曲形）、钩状。

**72. CDF** 题干中未查类风湿因子、抗链"O"抗体，可先不考虑类风湿关节炎及风湿性关节炎；患者膝内侧副韧带起止点及走行的位置未提到有压痛，可先不考虑。骨性关节炎又称退行性关节炎、肥大性关节炎、老年性关节炎、增生性关节炎、骨关节病等，是以中老年人可动关节的关节软骨发生退行性变和继发性骨质增生为特征的慢性关节疾病，以关节疼痛、活动受限、畸形为主要症状，多见于 50 岁以上的中老年患者，女性多于男性；该患者 X 线片提示关节内骨质增生、内侧关节间隙变窄、软骨下骨板致密，可考虑为骨性关节炎。半月板损伤临床上常表现为膝关节疼痛、关节交锁、弹响声、关节肿胀与积液，股四头肌萎缩、关节间隙压痛；该患者左膝关节间隙有压痛，可考虑左膝半月板损伤。膝关节有"卡住"现象，可考虑为膝内游离体。

**73. ABDEF** 骨性关节炎最早、最主要的病理变化发生在关节软骨。首先关节软骨退变、变性、磨损、消失，软骨下骨裸露、硬化、象牙质变。随后软骨下骨囊腔变，关节边缘骨赘形成，伴滑膜增生、关节囊、周围韧带退变、纤维化、萎缩而松弛。关节液检查可见白细胞正常或轻度升高，以淋巴细胞为主。

**74. D** 患者骨关节增生严重、关节间隙狭窄、软骨下骨板致密，最佳治疗应行人工膝关节置换术。

**75. D** 大部分髋关节后脱位发生于交通事故。发生事故时，伤者的体位处于屈膝及髋关节屈曲内收，股骨则有轻度的内旋；当膝部受到暴力时，股骨头即从髋关节囊的后下部薄弱区脱出。依据题目中的描述，符合髋关节后脱位的诊断。

**76. AD** X线检查可了解脱位情况以及有无骨折，必要时行CT检查了解骨折移位情况。

**77. C** 患者受伤时间只有3小时，可在全身麻醉或椎管内麻醉下行手法复位，持续皮牵引或穿丁字鞋2～3周，不必石膏固定。卧床期间做股四头肌收缩动作。2～3周后开始活动关节。4周后扶双拐下地活动。3个月后可完全承重。

**78. BCD** 本题考查的重点是有关髋关节脱位治疗的知识。对于不完全的坐骨神经损伤可应用神经营养药物，并观察2～3个月；如无恢复则进行手术探查。观察期间应进行功能锻炼，防止肌肉萎缩。

**79. C** 踢足球时不慎扭伤左膝，行走时左膝经常"卡住"，关节持续有明显疼痛，McMurray试验阳性，提示左膝半月板损伤。

**80. B** 要确定是否半月板损伤，通过膝关节镜检查是最明确的，但是本题干考查具有辅助作用的检查，则应为膝关节MRI；通过膝关节MRI可以了解膝关节内韧带及半月板等软组织信号是否正常。

**81. AD** 患者有明显的症状，可先行保守治疗，用长腿石膏托固定于伸膝位4～6周。选择手术可用关节镜探查。

**82. D** 髋部疼痛1年，伴低热，查体髋关节呈屈曲畸形，活动受限，Thomas征（＋）；ESR 30mm/h；X线片示右髋关节间隙变窄，关节面有骨质破坏，右髋臼有直径2cm大小空洞，其内有坏死骨片。考虑诊断是全髋关节结核。

**83. CD** 全髋关节结核、关节间隙变窄、骨质破坏，应抗结核治疗2～4周后行病灶清除术、患肢持续皮肤牵引。

**84. D** 穿刺进针部位应于脓肿外周健康皮肤处，防止窦道形成。

**85. E** 患者关节疼痛，活动障碍，表面可见静脉怒张；X线片示左胫骨干骺端溶骨性及成骨性破坏，可见日光放射样骨膜反应及软组织肿块；碱性磷酸酶显著升高。考虑骨肉瘤。

**86. AC** 患者考虑诊断骨肉瘤，病理活检后提示可见幼稚骨样基质及梭形异型细胞，主要治疗方式包括手术＋化疗。

**87. ABCDEF** 骨肉瘤化疗，在给出的备选答案中均可作为化疗的药物。

**88. ACD** 患者车祸后胸腹部疼痛，并有胸闷及呼吸困难，需急诊做胸部X线正、侧位片查看有无肋骨骨折，胸部CT检查有无脏器损伤及其损伤程度，胸腹部B超检查有无脏器破裂出血等。

**89. D** 创伤性膈疝是由于外伤致膈破裂，腹腔脏器疝入胸腔所致。在CT可见膈肌连续性中断。

**90. BCF** 创伤性膈疝常见的异常X线改变有：①患侧膈肌位置抬高；②膈肌水平之上出现异常阴影，如胸腔内出现胃肠道阴影、胃泡、肠道气液平面或致密阴影；③心脏、纵隔影像向健侧移位；④肺萎陷、盘状肺不张；⑤患侧胸腔内出现液平面；⑥部分患者可有肋骨骨折征象。

**91. ABDEG** 患者肝左叶肝缘破裂约2cm，轻度渗血；肝冠状韧带处肝被膜剥离；胸部表现以胸闷、剧烈疼痛、呼吸困难、咳嗽为主要表现。胸部疼痛多剧烈而难以忍受，且向肩部或上腹部放射，出现呕吐症状（但并非呈喷射状呕吐）。患侧呼吸音降低或消失，胸部可闻及肠鸣音。

**92. ABDEF** 创伤性膈疝常是多发伤和复合伤的合并损伤，多属钝性损伤，损伤部位和范围不确切，常伴多发性肋骨骨折、骨盆骨折、股骨骨折、胸腰椎骨折及肝、脾、肾、胃、肠破裂，还可伴有肺损伤、血气胸、腹膜后血肿、创伤性休克或失血性休克等。锐性刀刺伤和火器穿透伤的患者多伴有血气胸，急性腹膜炎和胸、腹腔脏器损伤。患者入院后，医生注意的首先是休克、昏迷、大出血等一系列致命性的损伤，缺乏全面了解病情，急于急诊腹部探查手术，忽略探查膈肌的完整性，从而容易漏诊创伤性膈肌破裂和膈疝。

**93. BDF** 不论是穿透伤或非穿透伤所致的膈肌破裂，一旦诊断明确，无论破裂口大小，均应置入胃管行胃肠减压后手术修补。穿透伤所致的膈肌破裂，应及时行手术治疗。须从整体出发，依据全身病情和轻重缓急，制定出合理、有效的治疗方案。

**94. D** 该患者左股骨外上髁有一囊性膨胀性病灶，局部轻度压痛，怀疑骨肿瘤，且中央呈不规则骨破坏，可见于骨巨细胞瘤。骨肉瘤 X 线片可显示病变中存在成骨性、溶骨性或混合性骨质破坏；尤因肉瘤 X 线表现为虫蛀样溶骨改变，界限不清；骨软骨瘤是位于骨表面的骨性突起物，无压痛和骨破坏。骨髓炎、骨结核均有较显著的全身感染中毒反应。

**95. BCDEG** 骨肿瘤的诊断必须临床、影像学和病理学三结合；生化测定也是必要的辅助检查。病理学是骨肿瘤确诊的唯一可靠检查，穿刺活检是使用特制穿刺活检针闭合穿刺，具有手术方法简便、出血少、正常间室屏障受干扰小、瘤细胞不易散落、较少造成病理性骨折等优点，多用于脊柱及四肢的溶骨性病损。CT 和 MRI 检查可以为骨肿瘤的存在及确定骨肿瘤的性质提供依据，也可更清楚地显示肿瘤的范围，识别肿瘤侵袭的程度，以及与邻近组织的关系，协助制定手术方案和评估治疗效果。大多数骨肿瘤患者化验检查是正常的。凡骨质迅速破坏时，如广泛溶骨性

病变，血钙往往升高；血清碱性磷酸酶反映成骨活动，在成骨性肿瘤如骨肉瘤中多明显升高；血清酸性磷酸酶增高可见于前列腺癌。血尿酸升高见于痛风。

**96. ACE** 骨巨细胞瘤为交界性或生物学行为不确定的肿瘤。可分为巨细胞瘤和恶性巨细胞瘤。巨细胞瘤是一种良性的、局部侵袭性的肿瘤，它是由成片的卵圆形单核瘤性细胞均匀分布于大的巨细胞样成骨细胞之间。而恶性巨细胞瘤表现为原发性骨巨细胞瘤的恶性肉瘤，或原有骨巨细胞瘤的部位发生恶变（继发性）。瘤组织以单核基质细胞及多核巨细胞为主要结构。根据两种细胞的分化程度及数目，骨巨细胞瘤可以分为三级：Ⅰ级为良性，Ⅱ级为中间性，Ⅲ级为恶性。属Ⅰ～Ⅱ级者，以手术治疗为主，采用切除术加灭活处理，再植入自体/异体骨或骨水泥。该患者病理报告：骨巨细胞瘤Ⅰ～Ⅱ级；手术治疗方案为病灶刮除，再植入自体/异体骨或骨水泥。

**97. ACH** 根据患者病史、临床症状及体征，目前考虑诊断"血管瘤/血管肉瘤、动静脉畸形"。

**98. CEG** 为明确诊断，应优先行"左小腿超声、CT 及 MRI"检查。

**99. AB** 根据超声、CT 及 MRI 检查结果，考虑为侵袭性血管肉瘤，需进一步行血管造影检查以明确病情及早期行包块血管栓塞术，为手术切除做好准备。

**100. D** 组织病理活检提示血管肉瘤，恶性程度高，易发生早期肺转移，预后不良，治疗以根治性手术切除或截肢术为主。该类肿瘤对放疗有一定敏感性，对已发生远处转移、病变广泛难以切除或切除不彻底，可辅助放疗。化疗对本病的疗效不能肯定；对已全身转移而失去手术或放疗时机的病例，仍可行姑息性化疗。

# 全真模拟试卷（五）答案解析

## 一、单选题

**1. A** Colles 骨折是桡骨远端，距关节面 3cm 以内的骨折。常伴有远侧骨折断端向桡侧、背侧移位，典型者伤手呈银叉畸形。

**2. E** 人工肘关节置换的适应证包括 A、B、C、D 项所述；肘关节脱位致关节不稳，应手术重建肘关节韧带。

**3. E** 该患儿诊断明确，而且已经 6 岁，颈椎 X 线片仍然正常，应积极手术治疗。首先应在锁骨上方切断胸锁乳突肌的胸骨头和锁骨头，必要时可切除胸骨头和锁骨头 1 ~ 2cm；然后将头置于过度矫正位，用头 – 颈 – 胸石膏固定 3 ~ 4 周。

**4. C** 先天性脊椎滑脱通常发生在 $L_5 \sim S_1$ 水平，主要由于先天性骶骨关节突（骶骨角）或 $L_5$ 脊椎后方结构断裂，造成 $L_5$ 椎体滑向骶骨前方。

**5. A** 在侧卧并半屈髋，由髂前上棘与坐骨结节之间画线为 Nelaton 线，在正常情况下，此线通过大转子。如果大转子超过此线，表示大转子向上移位。

**6. E** 半月板体部的外侧 10% ~ 30% 由膝内外侧动脉供应血液，形成半月板周围动脉丛；内侧其余部分无血液供应。但其前角与后角血液供应较体部丰富，可达 40% ~ 50%。

**7. E** 脊髓灰质炎后遗症是脊髓前角运动神经元病变导致的肌肉失神经支配，导致肢体肌力失衡，并可继发关节畸形。手术治疗方法：肌腱移位 + 骨与关节手术矫形。轻者仅需肌腱移位矫正肌力失衡，防止继发关节畸形。

**8. B** 患者骨盆骨折 10 小时，血压与脉搏正常，现无失血性休克现象，伤后无尿，需要考虑合并尿道损伤，最简捷的方法是放置导尿管先试行导尿。

**9. B** 锁骨骨折最常用的方法是手法复位，横 "8" 字绷带固定。固定后应严密观察双上肢血液循环及感觉、运动功能。

**10. B** 肩关节脱位时三角肌塌陷，呈方肩畸形，在腋窝、喙突下或锁骨下可触及移位的肱骨头，关节盂空虚。

**11. A** 对神经及血管外露的情况，经清创后仍应一期缝合，以免血管、神经外露时间过长而影响功能。

**12. A** 狭窄性腱鞘炎是一种常见的腱鞘疾病，多发于手与腕部。发生在拇短伸肌和拇长展肌腱鞘，称为桡骨茎突狭窄性腱鞘炎；发生在拇指或手指的指屈肌腱，称为弹响指和弹响拇。

**13. C** 患者的表现中，双下肢无力，行走不稳，右手不能系纽扣，结合查体所见的阳性体征，考虑是脊髓型颈椎病。

**14. C** 第一型（Ⅰ型）骨骺分离，分离一般发生在生长板的肥大层，故软骨的生长带留在骨骺一侧，所以多不引起生长障碍；婴幼儿骺板软骨层较宽，容易发生骨骺分离，据统计，占骨骺损伤的 15.9%；唯一的 X 线征象是骨化中心移位，该型复位容易，预后良好；而股骨头骨骺（滑脱）分离由于骨骺动脉多被破坏，预后不佳。

**15. E** Mills 试验又称前臂伸肌牵拉试验，阳性提示肱骨外上髁炎，与狭窄性腱鞘炎无关。Finkelstein 试验阳性提示桡骨茎突狭窄性腱鞘炎。

**16. C** 肩关节脱位复位后肩部即恢复丰满的正常外形，腋窝、喙突下或锁骨下再摸不到脱位的肱骨头，杜加征变为阴性，这时候进行 X 线检查则肱骨头在正常位置上。

**17. B** 螺钉在"安全区"也需要埋头，以减少金属突起物对周围软组织刺激引起疼痛与继发感染的可能。

**18. C** Jefferson 骨折又称寰椎前后弓骨折，是由于头部受垂直暴力致使枕骨髁撞击寰椎引起寰椎侧块与前后弓交界处发生骨折。横韧带断裂时，Jefferson 骨折开口位片测量的两侧块移位距离之和大于 7mm。

**19. C** 闭合性股骨干骨折处髓腔内血肿张力过大，骨髓被破坏，脂肪滴进入破裂的静脉腔内，可引起肺、脑脂肪栓塞。

**20. B** 对于青少年有移位的股骨颈骨折，应尽量达到解剖复位，宜采用手术治疗。闭合复位不切开关节囊，对股骨头血运干扰较少；在 X 线引导下的复位及固定很可靠，术后骨折不愈合及股骨头坏死的发生率较低。

**21. B** 骨与关节结核发病以青少年最多，一般为单发，常发生在脊椎，其次为膝、髋及肘关节等。

**22. A** 强直性脊柱炎好发于 16～30 岁的青壮年，男性占 90%，有明显的家族史。

**23. D** 患者因失血性休克而致血压过低，氯胺酮有交感神经兴奋作用，可提高血压，保证安全。B、C 均有扩容降压作用。

**24. A** 肌力分级：0 级指肌力完全消失，无活动；1 级指肌肉能收缩，但无关节活动；2 级指肌肉能收缩，关节稍有活动但不能对抗重力；3 级指能对抗重力使关节活动，但不能对抗阻力；4 级指能对抗外来阻力使关节活动，但肌力较弱；5 级指肌力正常。

**25. B** Salter 骨盆截骨术适用于 18 个月～6 岁发育性髋关节脱位的患儿，髋臼指数小于 45°，以前缘缺损为主的髋臼发育不良者。

**二、多选题**

**26. ABCDE** 尺神经在腕部损伤主要表现为骨间肌、蚓状肌、拇收肌麻痹所致环、小指爪形手畸形及手指内收、外展障碍和 Froment 征以及手部尺侧半和尺侧一个半手指感觉障碍，特别是小指感觉消失。

**27. ABC** 类风湿脊柱炎的治疗目的：防止不可逆神经损害的发生、防止因未被发觉的神经受压造成突然死亡、避免不必要的手术。

**28. BE** 一侧大转子因股骨颈骨折或髋关节脱位而向上移位时，Kaplan 点则移至脐下，并偏向健侧。颈干角是股骨颈的长轴与股骨干纵轴之间形成的角度，在骨折时会发生改变。

**29. ABCD** 骨与关节结核的治疗原则是：

（1）早期治疗，最大限度保持关节功能，预防畸形，减少致残。

（2）全身治疗和局部治疗相结合。

（3）酌情采用手术治疗。手术前施行抗结核药物治疗，至少 2 周。术后继续完成规范化抗结核疗程。

（4）若病变破坏严重，关节功能难以保存时亦应固定在功能位。

**30. BC** 功能复位的标准是：

（1）骨折部位的旋转移位、分离移位必须完全矫正。

（2）缩短移位在成人下肢骨折不超过 1cm；儿童若无骨骺损伤，下肢缩短在 2cm 以内，在生长发育过程中可自行矫正。

（3）成角移位：下肢骨折轻微地向前

或向后成角，与关节活动方向一致，日后可在骨痂改造塑型期内自行矫正。向侧方成角移位，与关节活动方向垂直，日后不能矫正，必须完全复位；否则关节内、外侧负重不平衡，易引起创伤性关节炎。上肢骨折要求也不一致，肱骨干稍有畸形，对功能影响不大；前臂双骨折则要求对位、对线均好，否则影响前臂旋转功能。

（4）长骨干横行骨折，骨折端对位至少达 1/3 左右，干骺端骨折至少应对位 3/4 左右。

**31. ABE** 肱骨髁上骨折易损伤正中神经，也可损伤桡神经和尺神经，可导致肱动静脉损伤，可能导致前臂骨筋膜室综合征。不损伤腋神经。

**32. ACDE** 目前类风湿关节炎（RA）的诊断普遍采用美国风湿病学会 1987 年的标准，内容如下：①关节内或周围晨僵持续至少 1 小时；②至少同时有 3 个关节区软组织肿胀或积液；③腕、掌指、近端指间关节中，至少 1 个关节区肿胀；④对称性关节炎；⑤有类风湿结节；⑥血清类风湿因子阳性（所用方法在正常人群中不超过 5% 阳性）；⑦X 线片改变（至少有骨质疏松和关节间隙狭窄）。符合 7 项中至少 4 项者可诊断为 RA（要求第①～④项病程至少持续 6 周）。

**33. ABCDE** 本病主要的治疗方法是减少关节的负重和过度的大幅度活动，以延缓病变的进程。肥胖患者应减轻体重，减少关节的负荷。非甾体抗炎镇痛药物可减轻或控制症状，但应在评估患者风险因素后慎重使用且不宜长期应用。软骨保护剂如硫酸氨基葡萄糖具有缓解症状和改善功能的作用，可以延迟疾病的结构性进展。对晚期病例，在全身情况能耐受手术的条件下，行人工关节置换术，以消除疼痛、矫正畸形、改善关节功能。

**34. BCDE** 脊柱结核占全身骨关节结核的首位，其中以椎体结核占大多数，A 正确。骨关节结核常发生在脊椎，其次为膝、髋及肘关节等。椎体中心型结核多见于 10 岁以下的儿童。骨关节结核可以发生在原发性结核病的活动期，但大多发生在静止期。单纯滑膜结核中以膝关节较多，其次为踝和髋关节。

**35. ABCDE** 股四头肌肌腱断裂或髌腱断裂多是创伤引起的，自发性的病因可能是类风湿关节炎、痛风、糖尿病、长期服用激素类药物等。

**36. ABCDE** 不论是哪种类型的平足症，站立时均具有以下的体征：足弓下陷消失，足内缘不直，前足外展，跟骨、舟骨结节突出，内踝突出加大，外踝突出变小，足跟变宽，跟底外翻，跟腱止点外移。

**37. ABCDE** Ortolani 试验和 Barlow 试验只适用于出生 3 周内的新生儿，因 3 周后软组织已较强壮，本法不可靠而且易造成损害。关于先天性髋关节脱位，备选 5 个选项描述均正确。

**38. ABCD** 本病的主要症状为关节肿胀，疼痛多比较轻微，局部皮温有时稍高，关节功能受限多不明显。呈弥漫性肿胀的关节，触及增厚的滑膜呈海绵样感觉，积液多的可触及波动感。关节穿刺可抽出血性或咖啡色液体，滑膜细胞之间可见多核巨细胞和泡沫细胞。手术切除须比较彻底，甚至应切除全部的滑膜组织，否则易复发。

**39. AC** 关于先天性髋关节发育不良的病因，已提出几种学说，包括机械学说、激素学说（引起关节松弛）、原发性髋臼发育不良和遗传学说等。臀位产使髋关节在异常的屈曲位置上遭受机械压力，容易引起股骨头脱位。有些学者提出韧带松弛也是引起先天性髋关节发育不良的因素，其依据是妇女在分娩过程中受雌激素的影响产生盆腔韧带松弛，而子宫内胎儿也受其影响并产生韧带松弛，使后者在新生儿期可致股骨头脱位。Wynne-Davies报道有一个家系都有"浅髋臼"的表现，将其称为"发育不良株"，提示原发性髋臼发育不良可能是先天性髋关节发育不良的一个危险因素。Ortolani观察到基因影响的危险性，并报道70%先天性髋关节发育不良的儿童有阳性家族史。病理改变主要表现在髋臼、股骨头、股骨颈和关节囊四个部分，若脱位时间长也可引起其他（如髋部的肌肉、韧带、神经、血管、骨盆和脊柱）继发性病理变化。

**40. ABCDE** 脊柱结核的手术适应证是：①闭合穿刺活检阴性而需要明确病理诊断者；②脊髓受压引起神经体征；③明显畸形或椎体严重破坏；④保守治疗效果不佳的混合性感染；⑤持续疼痛或红细胞沉降率持续在高位；⑥窦道形成且合并感染者。

**41. ACD** 前交叉韧带损伤（或胫骨髁间嵴撕脱骨折）、内侧半月板损伤、内侧副韧带损伤，膝关节上述三个组织结构的损伤称之为膝关节损伤三联征。

**42. ABCD** 滑膜性软骨化生是滑膜细胞化生而成的软骨或骨软骨性结构的游离体，关节滑膜增生和增殖的绒毛逐渐肥大，成为关节内带蒂的化生软骨细胞团块。A、B、C、D描述正确。

**43. ACDE** 椎间盘其生化主要成分是水、胶原和蛋白多糖。髓核中水分出生时约占90%，30岁时占70%。胶原约占椎间盘干重的50%，正常情况下纤维环中含有60% II型胶原和40% I型胶原。I型胶原抗张力强，主要分布在纤维环外层；II型胶原对抗压缩力，主要分布在髓核内。蛋白多糖是椎间盘中主要的大分子结构：包括硫酸软骨素、硫酸角质素和透明软骨

素三种糖胺多糖分子，它们的主要作用是保持正常椎间盘水分、电离子浓度及渗透压，维持正常代谢和均匀分布于椎间盘的应力。随着年龄的增加和椎间盘的退变，椎间盘中的蛋白多糖含量明显减少，其中硫酸软骨素含量下降而硫酸角质素增加；椎间盘中 I 型胶原增加而 II 型胶原减少。退变的椎间盘由于髓核蛋白多糖降解，聚合水减少，其抵抗压力的能力降低。

**44. ABCDE** 人工膝关节置换术后常用的诊断感染的检查项目有：血白细胞、红细胞沉降率（ESR）、C反应蛋白（CRP）、关节穿刺培养、放射学检查、核素扫描等。血白细胞、ESR、CRP敏感性强，但特异性差。

**45. ABCDE** 椎体形成障碍包括椎体前部部分缺如和椎体前部全部缺如，其脊柱不稳而易脱位、易引起椎管狭窄，相应节段脊髓受压致截瘫。

**三、共用题干单选题**

**46. E** 依据题目中的描述，考虑原有肺结核，现合并有膝关节结核，应首先进行胸部X线平片及左膝正侧位片。

**47. C** 肺部X线片示左上肺有散在钙化灶，红细胞沉降率90mm/h，考虑肺结核，现合并有膝关节结核。

**48. D** 患者怀疑是膝关节结核。最有价值的辅助检查是左膝穿刺抽液，生化检查及细菌培养。

**49. B** 正中神经损伤多发生于肘部和腕部，在腕关节水平损伤时，大鱼际肌瘫痪，桡侧三个半手指掌侧皮肤感觉消失，不能用拇指和示指捡起一根细针（拇指对掌、对指功能障碍）；损伤水平高于肘关节时，还表现为前臂旋前和拇指、示指的指间关节不能屈曲。陈旧损伤还有大鱼际肌萎缩，拇指伸直与其他手指在同一水平面上，且不能对掌，称为"平手"或"猿

手"畸形。

**50. B** 正中神经损伤时，拇指不能外展和对掌、对指。

**51. A** 患者正中神经损伤，并出现猿手畸形，为陈旧性损伤，应行手术治疗。

**52. D** 依据题目中的描述，考虑髋关节结核。为了解大转子处包块的性质，穿刺应在髋关节，防止窦道形成。

**53. B** 患者体质极度虚弱，不能耐受手术。应行切开排脓，注入抗结核药物，缝合伤口，加压包扎。

**54. B** 患者有上臂下端外伤病史，现小指麻木，第一骨间肌萎缩明显，考虑尺神经受压，诊断为肘管综合征。

**55. A** 患者为陈旧性损伤，神经受压的表现明显，损伤的位置在肘关节，可行尺神经前置术。

**56. C** 正中神经损伤多发生于肘部和腕部，在腕关节水平损伤时，大鱼际肌瘫痪，桡侧三个半手指掌侧皮肤感觉消失，不能用拇指和示指捡起一根细针（拇指对掌、对指功能障碍）；损伤水平高于肘关节时，还表现为前臂旋前和拇指、示指的指间关节不能屈曲。陈旧损伤还有大鱼际肌萎缩，拇指伸直与其他手指在同一水平面上，且不能对掌，称为"平手"或"猿手"畸形。

**57. C** 患者受伤已经半年，神经损伤无恢复的表现，需要手术探查修复神经。

**58. E** 手术探查发现神经缺损 < 2.0cm，缺损少；可以游离并松解神经，进行直接缝合。术后行石膏外固定以减少张力。

**59. D** 环指、小指掌指关节呈屈曲位，考虑是指伸肌腱断裂。

**60. D** 伤后 6～8 小时为清创的黄金时间，绝大多数创口可以一期缝合，并进行重要组织的修复和骨折固定；本病例外

伤时间只有 1 小时，应一期缝合肌腱，手取背伸位石膏固定。

**61. C** 术后 8 天，体温仍高达 39.2℃，考虑伤口术后感染。

**62. C** 术后伤口感染，已经有脓肿形成，应拆除缝线，充分引流，加强抗感染治疗。

**63. B** 处理开放性手外伤的最基本要求是彻底清创，防止感染。

**64. A** 清创术于外伤后 6～8 小时内实施为宜。

**65. C** 清创术后，手部各关节应固定于功能位，C 描述错误。

**四、案例分析题**

**66. CG** Garden 根据骨折移位程度将股骨颈骨折分为 4 型。Ⅰ型：不完全骨折，股骨颈下方骨小梁部分完整；该型包括所谓"外展嵌插型"骨折。Ⅱ型：完全骨折，但无移位。Ⅲ型：完全骨折，部分移位；该型骨折 X 线片上可以看到骨折近端上移、外旋，股骨头常后倾，骨折端尚有部分接触（AO 分型：头下型，有移位）。Ⅳ型：完全骨折，完全移位。

**67. F** 患者是股骨颈骨折头下型，血运破坏大，远期易形成股骨头坏死，应予手术。患者已 70 岁，应行全髋关节置换术。

**68. ABCDE** 股骨头的血供来自旋股内动脉主干终末支，外骺动脉供给股骨头之外侧 2/3～3/4；旋股外动脉发出的下骺动脉供给股骨头之内下 1/4～1/2；圆韧带动脉（内骺动脉）发自闭孔内动脉，供应股骨头陷窝部分；股骨上端有骨髓内滋养动脉；动物实验所见：头下骨折后股骨头血液可减少 83%，颈中骨折则减少 52%。以上描述正确。股骨头血液供应血管有较多吻合形成，股骨颈骨折是股骨头坏死的创伤性因素之一。

**69. ABDEF** 按骨折线部位分类：①股骨头下骨折；②经股骨颈骨折；③股骨颈基底骨折。按骨折线方向分类：①内收型骨折；②外展型骨折。按移位程度分类：Garden 分型是常用分型之一，其根据骨折近端正位 X 线平片上骨折移位程度分为 4 型。Ⅰ型：不完全骨折，骨的完整性部分中断；Ⅱ型：完全骨折但不移位或嵌插移位；Ⅲ型：完全骨折，部分移位且股骨头与股骨颈有接触；Ⅳ型：完全移位的骨折。

**70. ABCDEFGHI** 人工全髋关节置换术的适应证：①髋臼破坏重或有明显退变，疼痛剧烈，关节活动受限明显，严重影响生活及工作。②类风湿髋关节炎，关节强直，病变稳定，但膝关节活动良好者。③股骨头无菌性坏死和陈旧性股骨颈骨折并发股骨头坏死，并严重变形、塌陷和继发髋关节骨性关节炎。④股骨头置换术、髋关节融合术失败者。⑤骨肿瘤。

**71. ABCDEFGHI** 人工髋关节置换术后的并发症有深部静脉栓塞、肺栓塞、伤口感染、假体松动、人工关节脱位、人工关节置换术后股骨骨折、异位骨化、股动静脉损伤、坐骨神经损伤。

**72. ABCE** 患者无菌准备：手术野皮肤无菌准备，术前、术中预防性使用抗生素；严格保持手术室的无菌状态；手术操作必须轻柔，减少组织创伤；术后全身使用抗生素。以上措施可以预防人工髋关节置换术后发生感染。

**73. ABCDE** 为了预防人工关节术后脱位，在给出的备选答案中均是正确的。

**74. ABDEFH** 结合患儿有发热、右膝肿痛伴弥漫性压痛，活动受限，浮髌试验阳性等表现，应考虑膝关节感染性疾病，特别是化脓性关节炎与膝关节结核；为进一步明确诊断，应完善胸部 X 线片（判断有无肺结核）、血常规、红细胞沉降率（ESR）、C 反应蛋白、抗链 "O" 试验（排除风湿性关节炎）、右膝正侧位片（显示骨质破坏情况）等相关检查；右下肢多普勒超声、腰椎 X 线片对膝关节感染性疾病诊断价值不大。

**75. BDF** 关节穿刺抽出淡黄色液体，比重 1.02，蛋白 7.6g/dl，糖 58mg/dl——提示关节积液符合炎性渗出液特点；结合该患者发热、右膝肿痛伴弥漫性压痛，活动受限特点，应考虑化脓性关节炎、关节结核或炎症反应性滑膜炎等感染性因素引起。

**76. BDEF** 结合患儿有不规则低热和盗汗史、结核菌素试验阳性，应考虑关节结核。治疗措施包括：①规范全身抗结核药物治疗；②关节制动；③关节腔穿刺注药：抽吸关节积液，再将抗结核药物注入关节腔内；④全身支持治疗。该病是由结核分枝杆菌侵入骨或关节而引起的一种感染性疾病，一般抗生素治疗无效。

**77. ABCE** 患者右膝关节间隙轻度增宽，ESR 升高，提示为可能发生脓肿及窦道的单纯膝关节滑膜结核，首先需要关节穿刺，确定脓肿后做关节切开引流术，减轻关节压力，然后可做病灶清除术，去除病变滑膜、髌上脂肪、软骨面上肉芽肿，必要时做关节滑膜切除术。

**78. CF** 判断骨与关节结核是否痊愈应当从患者主诉、临床检查、实验室检查、影像学表现及远期随访进行判断。具体临床治愈的标准为：①全身情况良好，体温正常，食欲良好；②局部症状消失，无疼痛，窦道闭合；③连续 3 次 ESR 均正常；④影像学表现为脓肿缩小甚至消失或已经钙化，无死骨，病灶边缘轮廓清晰。

**79. ABCD** 患者有高处坠落伤史，伤后出现双足跟肿胀、疼痛，腰 1 棘突压痛和叩击痛阳性，双下肢感觉正常，足伸踇、伸趾正常，双膝关节伸屈正常。应高度怀疑双足和腰椎骨折，故应行双足和腰椎影像学检查。

**80. ABCD** 胸腰椎骨折患者出现神经压迫或损伤症状时，需进行脊髓手术探查，以及时解除对脊髓的压迫等，防止神经发生不可逆损伤。

**81. ABCDEF** 神经、血管损伤是胸腰椎骨折常见的并发症，还可出现坠积性肺炎、泌尿生殖道的感染和结石、压疮、下肢静脉血栓栓塞等并发症。

**82. ABCDE** 脊髓损伤是脊柱骨折的严重并发症，由于椎体的移位或碎骨片突入于椎管内，使脊髓或马尾神经产生不同程度的损伤。胸腰段损伤使下肢的感觉与运动产生障碍，称为截瘫；而颈段脊髓损伤后，双上肢也有神经功能障碍，为四肢瘫痪。交通事故是导致脊柱 - 脊髓损伤的重要原因，坠落、砸伤、挤压等也是常见原因。一般青年人是脊髓损伤的高发人群。按照脊髓损伤的程度分为不完全性脊髓损伤、完全性脊髓损伤。评估脊髓损伤后感觉及运动等神经功能的障碍，临床上最常用的是《脊髓损伤神经学分类国际标准》（ASIA）。脊髓损伤的运动检查包括运动评分和运动平面确定，其中运动平面指身体两侧具有正常运动功能的最低脊髓节段。ASIA 分级中的 C 级：损伤程度为不完全性损伤，临床表现为损伤水平以下运动功能存在，一半以上关键肌肌力 <3 级。

**83. C** 腓骨头、颈部骨折易引起腓总神经损伤，导致小腿前外侧伸肌麻痹，出现踝背伸、外翻功能障碍，呈足下垂内翻畸形。伸踇、伸趾功能丧失，小腿前外侧和足背前内侧感觉障碍。

**84. C** 腓总神经损伤较为多见，在其绕经腓骨颈时，因较为表浅，尤易损伤。石膏外固定术需要固定损伤部位邻近的关节，以达到稳定的目的。该患者石膏固定后出现腓总神经损伤症状，应考虑石膏压迫。

**85. A** 腓总神经于腘窝沿股二头肌内缘斜向外下，经腓骨长肌两头之间绕腓骨颈，分腓浅、腓深神经。腓骨头、颈部骨折易引起腓总神经损伤。

**86. D** 坐骨神经源自腰 4 ~ 5、骶 1 ~ 3 神经。经坐骨切迹穿梨状肌下缘入臀部，在臀大肌深面、股骨大转子与坐骨结节中点下行，股后部在股二头肌与半膜肌之间行走，至腘窝尖端分为胫神经和腓总神经，沿途分支支配股后部的股二头肌、半腱肌和半膜肌。

**87. DE** 腓总神经于腘窝沿股二头肌内缘斜向外下，经腓骨长肌两头之间绕腓骨颈，分腓浅、腓深神经。前者于腓骨长、短肌间下行，于小腿下 1/3 穿出深筋膜至足背内侧和中间；后者于趾长伸肌和胫前肌间，贴骨间膜下降，与胫前动、静脉伴行，于踇、趾长伸肌之间至足背。腓总神经支配小腿前外侧伸肌群及小腿前外侧和足背皮肤。

**88. BCDEF** 腓总神经走行于腓骨头后面并绕过腓骨颈，与骨膜紧密贴近以后进入腓肠肌上、中，在该处分为腓浅、深神经。①腓浅神经：在腓骨长、短肌和趾长伸肌之间下行，发出肌支支配腓骨长、短肌；其主干行向下，在小腿下部穿出深筋膜后分为内侧、外侧皮支，分布于小腿内侧、足背及除踇与第 2 趾毗邻缘以外的各趾皮肤。②腓深神经：于腓骨长肌上部深面，在腓总神经绕过腓骨头处发出，继而穿过腓骨长肌，在趾长伸肌与胫前肌之间，与胫前动脉一起在小腿骨间膜前面下降至踝关节前方；其沿途分支支配胫前肌、趾长伸肌、踇长/短伸肌和第三腓骨肌，并发出关节支至踝关节。

**89. AE** 腓总神经于腘窝沿股二头肌内缘斜向外下，经腓骨长肌两头之间绕腓骨颈，分腓浅、腓深神经。腓总神经支配小腿前外侧伸肌群及小腿前外侧和足背皮肤。

**90. E** 腓骨头、颈部骨折易引起腓总神经损伤，导致小腿前外侧伸肌麻痹，出现踝背伸、外翻功能障碍，呈足下垂内翻畸形。伸踇、伸趾功能丧失，小腿前外侧和足背前内侧感觉障碍。

**91. F** 周围神经损伤可造成感觉、运动功能障碍，其支配的肌肉呈弛缓性瘫痪，主动运动、肌张力和腱反射均消失。神经电生理检查能确切显示周围神经特别是腓总神经功能，可为手术治疗方案提供参考依据。

**92. B** 腓总神经损伤后3个月内手术效果最好。腓总神经损伤大部分为神经钝挫伤、牵拉伤，多为神经传导功能障碍和神经轴索断裂，一般能自行恢复。因此，应观察3个月，期间可进行必要的药物和物理治疗，采用Tinel征和肌电图检查评估。若神经功能无恢复，或部分神经功能恢复后停留在一定水平不再有进展，则应手术探查。

**93. ABC** 神经松解术：是对神经周围或神经内的瘢痕组织进行切开或切除，以解除神经压迫，改善神经生长环境，恢复血液供应，有利于神经恢复。神经吻合术：缝合神经前应修整两断端或切除两断端的瘢痕，直到显露正常神经束；须根据神经的外形、表面血管的行走方向和神经断面神经束的形态和分布，尽可能将两断端准确对合，防止神经两断端扭曲、重叠。神经移植术：神经缺损无法通过调整张力的方法解决，应进行神经移植；供体神经为体表感觉神经，常用自体腓肠神经。腓总神经损伤常见的原因为受压、断裂、缺损，对应的手术方式分别为神经松解术、神经吻合术、神经移植术。

**94. ABEFG** 患者右侧股部远端疼痛并发现肿块，骨关节X线片显示恶性骨肿瘤改变，应做患肢CT扫描是骨肉瘤临床检查的常规项目，穿刺活检查看具体病理组织性质，放射性核素骨扫描、胸部X线片探查有无转移病灶，血碱性磷酸酶是有助于诊断肝病、骨病的检测手段。

**95. B** 患者右侧股部远端疼痛并发现肿块，股骨远侧干骺端溶骨和成骨混合性改变，骨质破坏，有Codman三角，股骨下端内侧可见软组织肿块影。结合以上临床表现与影像学特点，初步考虑骨肉瘤。

**96. B** 该患者X线片示：股骨远侧干骺端溶骨和成骨混合性改变，骨质破坏，无膨胀，有Codman三角，考虑为骨肉瘤。新辅助化疗是指术前进行化疗，化疗后手术，术后再进行化疗。其中，术前进行新辅助化疗的意义包括三个方面：第一，杀灭可能存在的微小转移灶，包括血循环内的微小转移灶；第二，使肿瘤缩小，边界清楚，为手术创造条件，增加骨肉瘤的保肢率，降低骨肉瘤的复发率；第三，判断化疗效果，便于术后制定化疗方案。当肿瘤坏死率>90%，证明术前化疗方案有效，术后可以继续进行；当肿瘤坏死率<70%，说明术后化疗可能需要调整方案。

**97. DF** 骨肉瘤是高度恶性的骨肿瘤，多发生在年轻人，起源于原始分化不良的细胞，即原始间充质细胞；多见于骨骺生长最活跃的部位，如股骨远端以及胫骨、腓骨和肱骨近端。在成骨性骨肉瘤的病例，可以在早期发现血液中骨源性碱性磷酸酶增高，这与该肿瘤的成骨作用有关。

**98. F** 原发性恶性骨肿瘤：好发于青少年，好发部位为股骨远端、胫骨近端和肱骨近端的干骺端。主要症状为局部疼痛、压痛，局部肿块，附近关节活动受限。X线可表现为不同形态，密质骨和髓腔有成骨性、溶骨性和混合性骨质破坏，骨膜反应明显，呈侵袭性发展。该患者为青少年，胫骨上端肿块并有明显压痛，临床表现与影像学检查为原发性恶性骨肿瘤典型症状、体征和影像学表现。

**99. BF** 病理组织学检查是骨肿瘤确诊的唯一可靠检查，按照标本采集方法分为穿刺活检和手术切开活检两种，根据病理结果制定治疗方案；局部骨关节与胸部X线检查可判断肿瘤分期和有无转移。

**100. DEF** 恶性骨肿瘤的外科治疗：①保肢治疗，不断成熟的化疗手段促进和发展了保肢技术。手术的关键是采用合理外科边界完整切除肿瘤，广泛切除的范围应包括瘤体、包膜、反应区及其周围的部分正常组织。②截肢术，对于就诊较晚，破坏广泛和对其他辅助治疗无效的恶性骨肿瘤，为解除患者痛苦，截肢术仍是一种重要的有效治疗方法。③化疗的开展，特别是新辅助化疗概念的形成及其应用，大幅提高了恶性骨肿瘤患者的生存率和保肢率。④放射疗法，可强有力地影响恶性肿瘤细胞的繁殖能力。对于某些肿瘤，术前与术后配合放疗可控制病变和缓解疼痛，减少局部复发率；病变广泛不能手术者可单独放疗。

# 全真模拟试卷（六）答案解析

## 一、单选题

**1. C** 患者杜加（Dugas）征阴性，先不考虑肩关节脱位。患肩下沉，患肢活动障碍，头部向患侧偏斜，提示锁骨骨折。

**2. E** 股骨颈头下型骨折且 Garden Ⅲ 型有移位，易并发股骨头坏死。本病例为平素体质一般的高龄老人，可行人工股骨头置换术。

**3. D** 滑膜组织病理学检查可以做出最后的病理诊断，是鉴别早期滑膜结核与类风湿关节炎鉴别的可靠依据。

**4. D** Ortolani 征（髋关节稳定试验）又称弹入试验，3 个月以下的先天性髋关节脱位婴幼儿检查此试验表现阳性，可早期发现先天性髋关节脱位；此试验不适合于 3 个月以上婴幼儿，因有可能造成损害。对疑有先天性髋关节脱位的患儿应在出生后 3 个月以上（在此之前髋臼大部分还是软骨）拍双髋 X 线摄片。

**5. A** Colles 骨折是指桡骨远端的骨松质骨折，骨折发生在桡骨远端关节面 2~3cm 范围内的骨松质部位。

**6. E** 股骨头的血液来源于：①关节囊的小动脉经过旋股内动脉、旋股外动脉、臀下动脉和闭孔动脉的吻合分支到关节囊附着部。②股骨干滋养动脉升支。③圆韧带的小凹动脉。

**7. B** 题中诊断为尤因肉瘤，表现中有疼痛难忍伴有局部的皮温升高，体温有所升高，应与化脓性骨髓炎相鉴别。

**8. A** 此题问的是可能的诊断，在常见的小儿关节疾病中，无外伤史，轻微疼痛，弥漫性肿胀；X 线片显示肌肉分层不清，骨质轻度疏松但无破坏；应首先考虑结核性滑膜炎。

**9. C** 依据图中所示，正中神经分布到了拇指大鱼际处，而其中的拇短展肌可使拇指外展，本题答案选择 C。

**10. E** 化脓性关节炎经穿刺吸脓局部注入抗生素效果明显，停止穿刺的指征是关节积液消失、体温正常。E 相较上面的 4 项更加全面，本题答案选择 E。

**11. B** 颈椎病又称颈椎综合征，是颈椎骨关节炎、增生性颈椎炎、颈神经根综合征、颈椎间盘突出症的总称，是一种以退行性病理改变为基础的疾患。

**12. B** Finkelstein 试验又称为握拳尺偏试验：患者拇指屈曲握拳，将拇指握于掌心内，然后使腕关节被动尺偏，引起桡骨茎突处明显疼痛为阳性征，主要见于桡骨茎突狭窄性腱鞘炎。

**13. E** 先天性高肩胛症除表现患侧肩胛骨位置高以外，还表现为上肢的外展、上举功能受限，依据临床表现和检查即可明确诊断，无需与先天性肌性斜颈相鉴别。

**14. C** 在骨折后断端是否会移位和年龄无关，和其他四项都有关。

**15. C** 急性血源性骨髓炎常发生于小儿长管状骨的干骺端，80% 以上为 12 岁以下的小儿，男女之比约为 4:1。下肢发病较上肢多见，最多见于股骨下端和胫骨上端。

**16. B** Trendelenburg 试验又称单足站立试验，在正常情况下，用单足站立时，臀中、小肌收缩，对侧骨盆抬起，才能保持身体平衡；如果站立侧患有先天性髋关节脱位时，因臀中、小肌松弛，对侧骨盆不但不能抬起，反而下降，为单足站立试验阳性。

**17. E** Colles 骨折是指桡骨远端的骨松质骨折，骨折发生在桡骨远端关节面 2～3cm 范围内的骨松质部位，一般均愈合较好。

**18. E** 骨盆骨折的并发症如下。①腹膜后血肿：骨盆各骨主要为松质骨，邻近又有许多动脉、静脉丛，血液供应丰富。骨折可引起广泛出血，巨大血肿可沿腹膜后疏松结缔组织间隙蔓延至肠系膜根部、肾区与膈下，还可向前至侧腹壁。如为腹膜后主要大动、静脉破裂，可迅速导致患者死亡。②盆腔内脏器损伤：包括膀胱、后尿道与直肠损伤，尿道的损伤远比膀胱损伤多见。耻骨支骨折移位容易引起尿道损伤、会阴部撕裂，可造成直肠损伤或阴道壁撕裂。直肠破裂如发生在腹膜反折以上可引起弥漫性腹膜炎；如在反折以下，则可导致直肠周围感染。③神经损伤：主要是腰骶神经丛与坐骨神经损伤。腰骶神经丛损伤大多为节前性撕脱，预后差；骶骨Ⅱ区与Ⅲ区的骨折则容易发生腰骶神经根损伤。骶神经损伤会导致括约肌功能障碍。④脂肪栓塞与静脉栓塞：盆腔内静脉丛破裂可引起脂肪栓塞，其发生率可以高达 35%～50%；症状性肺栓塞的发生率为 2%～10%，其中致死性肺栓塞的发生率为 0.5%～2%。

**19. D** 股骨颈骨折 Garden 分型是根据骨折移位程度分四型，Ⅰ型为不完全骨折；Ⅱ型为完全骨折但无移位；Ⅲ型为骨折有部分移位，股骨头外展，股骨颈段轻度外旋及上移；Ⅳ型为骨折完全移位，股骨颈段明显外旋和上移。

**20. A** 关节脱位俗称脱臼，是指构成关节的上、下两个骨端失去了正常的位置而发生错位。多受暴力作用所致，以肩、肘、下颌及手指关节最易发生脱位，其中发生率最高的是肩关节。

**21. A** MRI 优点为高对比度，较好地反映解剖结构、组织特点，可从任意方位断层摄片，无辐射损伤。缺点为成像速度低于 CT，有运动伪影，对钙化灶不敏感，装有心脏起搏器、脑内血管夹、主要部位有顺磁性金属假体等异物者禁用。

**22. C** 开放性骨折即骨折部位皮肤或黏膜破裂，骨折与外界相通。它可由直接暴力引起骨折部软组织破裂、肌肉挫伤，亦可由间接暴力导致骨折端自内向外刺破肌肉和皮肤。开放性骨折的处理原则是及时正确地处理创口，尽可能地防止感染。任何开放性骨折，原则上清创越早→感染机会越少→治疗效果越好。该患者骨折端外露，为开放性骨折，应及时清创，避免感染，不能手法复位。

**23. D** $L_{2\sim3}$、$L_{3\sim4}$ 椎间盘突出时，可引起膝反射减弱或消失；$L_5\sim S_1$ 椎间盘突出后可引起踝反射减弱或消失。

**24. D** 颈椎骨折按照患者受伤时颈椎所处的位置（前屈、直立和后伸）分为以下四种类型：屈曲型损伤、垂直压缩型损伤、过伸型损伤、齿状突骨折。牵引力线——①屈曲型损伤：力线使头颈保持轻度仰伸；②过伸型损伤：力线使头颈保持轻度屈曲；③小关节交锁：可先轻度屈曲牵引，X 线透视下关节突松开后再调整至中立位，或以轻度仰伸位牵引维持；④损伤机制不明确时，可以先以中立位牵引。

**25. C** 在肱骨干中下 1/3 段后外侧有桡神经沟，由臂丛神经后束发出的桡神经于此沟内紧贴骨面走行进入前臂，故此处骨折最易发生桡神经损伤。其症状为垂腕、各手指掌指关节不能背伸、拇指不能背伸，手背桡侧皮肤感觉减退甚或消失。

**二、多选题**

**26. ACE** 尺神经在腕部损伤主要表现为骨间肌、蚓状肌、拇收肌麻痹所致环、小指"爪形手"畸形及手指内收、外展障碍和 Froment 征，以及手部尺侧半和尺侧一个半手指感觉障碍，特别是小指感觉消失，手部精细活动受限，手内肌萎缩。尺神经损伤后，手掌的尺侧、小指全部、环指尺侧感觉均减退甚或消失。

**27. BCE** 题目中描述怀疑动脉痉挛，应立即肌内注射罂粟碱 30～60mg，并予镇痛治疗，严密观察，一般经 10～30 分钟后动脉痉挛解除，指体由苍白变为红润；如果经采取上述措施，并延长观察时间，仍未改善，怀疑有动脉栓塞之可能，应及早采取手术探查。

**28. ABE** Colles 骨折是指伸直型桡骨下端的骨松质骨折，骨折发生在桡骨下端关节面 3cm 范围内的骨松质部位。Smith 骨折是屈曲型桡骨远端骨折，远折端向掌侧移位合并下尺桡关节脱位。桡骨远端关节面纵斜向断裂伴有腕关节半脱位者称为 Barton 骨折。

**29. ABCDE** 休门（Scheuermann）病是一种主要引起青少年结构性驼背的疾病，是青少年脊柱后凸畸形最常见的原因。在给出的备选项中都与之有关，本题答案选择 ABCDE。

**30. ABC** 测量股骨大转子的上移：Shoemaker 线（髂转线）、Nélaton 线（髂坐线）、Bryant 三角。

**31. ABCDE** 四肢新鲜闭合性骨折切开复位内固定的适应证是：①骨折端间有软组织嵌夹，手法复位失败；②关节内骨折，手法复位对位不好；③并发主要的血管、神经损伤；④多发骨折。

**32. ABCDE** 切口宜选锁骨上窝横切口；幼年患者在生长过程中，切口瘢痕有向下移动的倾向，因此，幼年患者最好在锁骨上 1～2cm 处做横切口，以免瘢痕下移影响美观。术中仔细结扎止血，注意避免损伤锁骨下静脉、颈总静脉。分离至胸锁乳突肌上 1/3 时，注意保护自内上斜向后下的副神经。切除胸锁乳突肌后，仔细检查有无紧张的肌纤维，若有应切除。

**33. ABCDE** 骨关节炎的治疗措施包括非药物治疗，包括患者的健康教育、自我训练、物理治疗。药物治疗包括透明质酸钠、氨基葡萄糖、非甾体镇痛抗炎药。骨关节炎症状十分严重、药物治疗无效且影响日常生活者，就应该考虑手术干预。

**34. ABC** 蛋白质生物合成过程包括活化及其与专一 tRNA 的连接、肽链的合成和新生肽链的加工三大步骤，中心环节是肽链的合成。有关的生化反应均在核糖体发生，因此也称为核糖体循环。

**35. BDE** 骨折的专有体征如下。

（1）畸形：骨折段移位可使患肢外形发生改变，主要表现为缩短及严重疼痛。

（2）反常活动：正常情况下肢体不能活动的部位，骨折后出现不正常的活动。

（3）骨擦音或骨擦感：骨折后，两骨折断端相互摩擦时，可产生骨擦音或骨擦感。

以上观察到的三种体征只要发现其中之一，即可确诊；但未见此三种体征者，也不能完全排除骨折的可能，如嵌插骨折、裂缝骨折。

**36. ACE** 外伤性关节脱位中肩关节发病率最高，肩关节脱位合并骨折常见。

**37. ABCDE** 完全性骨折是骨的完整性或连续性全部中断，管状骨骨折后形成远、近两个或两个以上的骨折段。横行骨折、斜行骨折、螺旋形骨折、粉碎性骨折、嵌插骨折、压缩性骨折、凹陷性骨折及骨骺分离均属完全性骨折。

**38. AC** 骨折的愈合分为临床愈合和骨折愈合，两者标准不一样。临床愈合标准：①骨折部位没有压痛，也没有肢体纵向叩击痛。②肢体主动活动无异常感觉。③肢体进行旋转没有畸形发生。④X线摄片骨折线模糊，骨痂完全连接断端。⑤完全负重情况下，上肢向前平举1kg物体达1分钟；下肢完全负重在平地连续行走3分钟，并且超过30步。⑥连续观察2周，骨折处外形无异常。

**39. ACD** 强直性脊柱炎的诊断标准（罗马标准）：腰痛和腰僵3个月以上，休息也不缓解；胸部疼痛及僵硬感；腰椎活动受限；胸廓扩张活动受限；虹膜炎疾病史。双侧骶髂关节炎加之以上任意一条临床指标即可诊断为强直性脊柱炎。

**40. ABC** 慢性腰腿痛是骶骨肿瘤的主要症状，初期常误诊为：①脊索瘤；②骨巨细胞瘤；③神经纤维瘤；④腰椎间盘突出症。

**41. ABCDE** 骨关节结核病灶清除术的指征：①经保守治疗效果不佳，病变仍有进展；②有明显的死骨及较大脓肿形成；③窦道流脓经久不愈；④脊柱结核有脊柱不稳定、脊髓马尾神经受压或严重后凸畸形等。

**42. CD** 肩关节前脱位首选手法复位加外固定治疗，一般采用局部浸润麻醉，用Hippocrates法复位；复位成功者，Dugas征由阳性转为阴性；复位后一般固定3周，合并肱骨大结节骨折者应延长1~2周。固定期间需活动腕部与手指；解除固定后，鼓励患者主动锻炼肩关节在各个方向的活动。将脱位时间超过2~3周者称为陈旧性脱位，对陈旧性肩关节脱位影响上肢功能者，可行切开复位术。

**43. ABCD** 踝关节扭伤的分类 ①按受伤机制：旋后伤，旋前伤，外旋伤；内翻伤，外翻伤。②按解剖特点：单纯伤，联合伤。③按踝部韧带损伤的病理特点：部分断裂，完全断裂。④按踝部韧带损伤的病程：新鲜断裂，陈旧断裂。

**44. BCE** 颈椎间盘突出手术治疗原则：非手术治疗无效的反复发作者需手术治疗；脊髓型颈椎病常需手术治疗；伴椎管狭窄者一般行后路手术；后路手术以减压为主，一般不行髓核摘除；前路手术一般同时行植骨融合以稳定脊柱。

**45. ACD** 骨软骨瘤是最多见的良性骨肿瘤，恶性变少见。主要的症状是无痛性肿块以及压迫血管、神经引起的相关表现。外科切除包括突出的骨、软骨帽、软骨外膜，以更好地防止术后复发。骨软骨瘤一般不需要治疗；但如疾病达到一定程度，须注意及时治疗。

**三、共用题干单选题**

**46. B** 题目中描述颈背痛，头部活动受限，考虑寰枢椎病变；同时有咳嗽、咽痛甚至呼吸困难的表现，符合寰枢椎半脱位的表现。

**47. A** 寰枢椎半脱位的检查最简便有效的是颅底侧位和张口正位X线平片。

**48. C** 寰枢椎半脱位应卧床以颌枕带持续牵引；有发热、咳嗽、咽痛的表现，应给予抗生素治疗。

**49. D** 患者幼时因"感冒"曾发热38.6℃，热退后发现左足不能主动背伸，之后长年跛行，考虑诊断是脊髓灰质炎后遗症。

**50. B** 肌力分级：0级指肌力完全消失，无活动；1级指肌肉能收缩，但无关节活动；2级指肌肉能收缩，关节稍有活动但不能对抗重力；3级指能对抗重力使关节活动，但不能对抗阻力；4级指能对抗外来阻力使关节活动，但肌力较弱；5级指肌力正常。

**51. D** 在对于新鲜股骨颈骨折治疗方面，人工关节置换术曾被广泛应用于老年人移位型骨折。选择应用人工关节置换术治疗老年人股骨颈骨折主要基于两点考虑：①术后患者可以尽快进行肢体活动及部分负重，以利于迅速恢复功能，防止骨折并发症，特别是全身并发症的发生，使老年人股骨颈骨折的死亡率降低；这一点曾被认为是应用人工关节置换术的主要理由。近年来，内固定材料及技术不断发展提高，当代的内固定材料完全可以满足上述要求；因此，人工关节置换术的这一优点便不再突出。②人工关节置换术对于股骨颈骨折后不愈合及晚期股骨头缺血、坏死可达到一次性治疗。

**52. C** 复位的方法有两种，闭合复位和切开复位。对于青壮年患者应尽可能采取闭合复位；只有在闭合复位失败，无法达到解剖复位时才考虑切开复位。

**53. D** 股骨头的血运主要来自于：由股深动脉发出的旋股内、外动脉分支，在股骨颈基底部关节囊滑膜反折处，分3束（即骺外侧动脉、干骺端下动脉、干骺端上动脉）进入股骨头，是股骨头血液供给的主要来源。当股骨颈骨折时，股骨头的血供遭到破坏，容易发生股骨头缺血性坏死。

**54. E** 保守治疗的疗程较长，治疗结果难以预料，该患者采取保守治疗以期挽救股骨头显然是不合适的，应当采用髋关节置换术治疗。与人工股骨头置换相比，该患者全髋关节置换既能免除保守治疗的不可预料性，又能够度过全髋关节置换的恢复期，一般不用翻修，与患者的预期寿命相当。

**55. C** 患者表现为单纯的腰痛和间歇性跛行，无放射痛，直腿抬高试验阴性，诊断为腰椎管狭窄症。

**56. D** X线正侧位片示腰椎体滑脱，可再行腰椎左、右斜位片，了解关节突、峡部的情况。

**57. E** 患者腰4椎体Ⅱ度滑脱，无明显的神经根压迫性症状，可予单纯固定不稳定的椎体，本题答案选择E。

**58. A** X线显示椎体骨小梁稀疏而增粗，呈栅栏样；结合查体，可诊断为骨血管瘤。

**59. E** 患者有排尿障碍，可持续导尿；另进一步检查可行CT、MRI、ECT。暂无需切开活检。

**60. B** 骨血管瘤无症状时可定期观察，不需治疗；血管组织可由纤维组织代替，血管瘤自行愈合。有症状者可以行放疗、手术、血管栓塞治疗等，不做化疗。

**61. D** 患者胫骨上端肿胀严重，夜间痛明显，局部浅静脉怒张，肿块边界不清。X线片示左胫骨上段呈虫蚀状溶骨性破坏，骨膜反应明显，可见Codman三角，是骨肉瘤的表现。

**62. D** 骨肉瘤是恶性肿瘤，需要排除肺部的远处转移，故应行胸部X线摄片。

**63. C** 骨肉瘤是恶性肿瘤，应行截肢术，并于术前、术后化疗。

**64. D** 腰椎间盘突出症是腰椎间盘发生退行性改变以后，在外力作用下向外突出，刺激或压迫神经根引起的以腰痛伴下肢放射痛为主要症状的病变，患者查体常有直腿抬高试验及加强试验阳性，神经根受压时可出现神经系统表现；结合该患者特点，符合腰椎间盘突出症诊断。当髓核突出在神经根的肩部，上身向健侧弯曲，腰椎凸向患侧可松弛受压的神经根；该患者腰椎向右侧凸畸形即为一种为减轻疼痛的姿势代偿性畸形。

**65. C** 该患者放射痛自腰部沿右臀部、右大腿后侧、小腿后方至足底外缘，提示椎间盘向后外侧突出；痛觉减退区位于右小腿后外侧，足外缘及第4、5趾；跟腱反射减退。综上所述，提示 $L_5 \sim S_1$ 椎间盘突出，$S_1$ 神经根受压。

**四、案例分析题**

**66. ADEG** 本病例右大腿下段皮肤肿胀，质硬，血管怒张，有触痛、叩击痛，考虑为骨的恶性肿瘤，C 可排除。骨巨细胞瘤是青壮年人比较好发的骨的良性或交界性肿瘤，多发生在骨端，故亦排除 B。

**67. ABCDEFH** 骨肿瘤的诊断必须临床、影像学和病理学三结合；生化测定也是必要的辅助检查。题目中的描述，考虑为恶性骨肿瘤可能性大，X 线、CT、MRI 可确定肿瘤的存在，了解骨及骨旁组织的病变范围程度。骨扫描了解有无骨转移。DSA 可显示肿瘤的血供情况。ALP 反映成骨活动，成骨性肿瘤有明显升高。病理学是最后确定骨肿瘤的可靠检查。

**68. A** 图中见有骨膜反应高起形成的 Codman 三角，最可能的诊断是股骨成骨肉瘤。

**69. BCDE** 骨肉瘤可发生在任何年龄，但大多在 10～25 岁，男性较多。A 描述错误。好发的部位为股骨远端、胫骨近端和肱骨近端的干骺端。骨肉瘤的病理诊断主要依据是病灶要有肉瘤性的基质组织，以及由它直接转变而成的骨样组织及骨小梁。骨肉瘤肺转移的发生率极高。

**70. ABCDEF** 骨肉瘤属 $G_2T_{1\sim2}M_0$ 者，应采取综合治疗，术前大剂量化疗，然后根据肿瘤浸润范围做根治性切除瘤段、灭活再植或安装假体的保肢手术或截肢手术，术后继续大剂量化疗。在给出的备选项中均可作为其治疗方法。

**71. D** 髋关节脱位后不能行走，可排除。患者是由急性外伤引起的，不会是股骨头坏死和髋关节骨关节炎。伸屈髋关

活动时出现弹响，出现髋关节交锁，考虑髋关节盂唇损伤。

**72. E** 为明确诊断，对该患者应采用的检查是髋关节镜探查，检查时可根据需要切除或移去盂唇撕裂的部分，或者把它们重新缝合以修复损伤的组织。

**73. BE** 髋关节镜常用的入路包括外侧入路、前外侧入路和后外侧入路。

**74. E** 肱骨处外伤后疼痛明显，不敢活动，应行 X 线检查明确有无骨折。

**75. C** X 线片发现斜行骨折，无移位，同时干骺端部位皮质变薄，局部膨胀；有一溶骨性病灶，病灶内无钙化，无骨膜反应。不考虑恶性骨肿瘤，最可能的诊断为骨囊肿合并病理骨折。

**76. C** 骨囊肿合并骨折后囊肿可被新骨填塞，多数可恢复正常骨结构。故先采取保守治疗，而紧急处理是用小夹板或石膏外固定，促进骨折愈合。

**77. ABC** 骨折愈合后，可暂不处理，继续观察，定期复查；也可在病灶内注射皮质类固醇激素，促进正常骨结构的恢复，定期复查；如观察后骨囊肿不能愈合，可进行病灶刮除植骨术，刮除应彻底，以防止复发。

**78. D** 全膝关节置换术后 1 周，左小腿肿胀，小腿内侧可见皮下瘀斑，踝关节附近可凹性水肿，腓肠肌压痛，考虑诊断为深静脉血栓形成。

**79. BDE** 全膝关节置换术后，现考虑深静脉血栓形成。为明确诊断，最常用的应行下肢静脉彩色超声、血 D-二聚体、凝血功能检查。

**80. BC** 现考虑出现深静脉血栓形成，应继续抗凝治疗；将左下肢抬高，促进静脉血液回流、降低下肢静脉压。

**81. B** 良性骨肿瘤的特点　①局部肿块：为最早出现的症状，表现为坚实而无压

痛，表面光滑，可为单发，也可为多发。②疼痛：大多数良性骨肿瘤没有疼痛，少数除外。③生长缓慢：肿瘤增大较慢，可在很长时间内肿瘤无变化；若肿块生长突然加快，要考虑恶变可能。④病理骨折：少见，多发生于髓内病变者（如骨囊肿、骨纤维发育不良等）。⑤X线表现：肿瘤边界清楚、整齐，与正常骨有清晰的界限，常见有一反应性致密带；肿瘤一般不浸润软组织；有些肿瘤局部可呈囊性膨胀性骨质破坏；骨膜反应增生少见。

**82. ABDEF** 大多数骨肿瘤患者化验检查是正常的。凡骨质迅速破坏时，如广泛溶骨性病变，血钙往往升高；血清碱性磷酸酶反映成骨活动，在成骨性肿瘤如骨肉瘤中多明显升高；MRI、CT检查可以为骨肿瘤的存在及确定骨肿瘤的性质提供依据，也可更清楚地显示肿瘤的范围，识别肿瘤侵袭的程度以及其与邻近组织的关系，协助制定手术方案和评估治疗效果。放射性核素骨扫描可检查骨肿瘤是否转移，是否为转移性骨肿瘤等。病理组织学检查是骨肿瘤确诊的唯一可靠检查；穿刺活检是使用特制穿刺活检针闭合穿刺，具有手术方法简便、出血少、正常间室屏障受干扰小、瘤细胞不易散落、较少造成病理骨折等优点，多用于脊柱及四肢的溶骨性病损。AFP检查：甲胎蛋白（AFP）是动物胎儿期由卵黄囊、肝、胃肠道产生的一种球蛋白，肝癌及恶性畸胎瘤者均可增高，在我国用于肝癌普查，效果良好。

**83. ABDEF** 良性原发性骨肿瘤比恶性多见。前者以骨软骨瘤和软骨瘤多见；后者以骨肉瘤和软骨肉瘤多见，骨肉瘤发病率最高。骨肿瘤发病与年龄有关，如骨肉瘤多发生于青少年，骨巨细胞瘤主要发生于中青年。男性较女性多见。骨肿瘤多见于长骨生长活跃的部位（即干骺端），

如股骨远端、胫骨近端、肱骨近端，而骨骺则通常很少受影响。

**84. BCDEF** X线检查能反映骨与软组织的基本病变，对骨肿瘤的诊断具有重要价值，骨内的肿瘤性破坏表现为溶骨型、成骨型和混合型。常规拍摄胸部X线片以判断是否为胸部转移性肿瘤。恶性骨肿瘤的病灶多不规则，呈虫蚀样或筛孔样，密度不均，界限不清；若骨膜被肿瘤顶起，骨膜下产生新骨，呈现出三角形的骨膜反应阴影，称为Codman三角，多见于骨肉瘤。若骨膜的掀起为阶段性，可形成同心圆或板层排列的骨沉积，X线平片表现为葱皮现象，多见于尤因肉瘤。X线特征为骨端偏心位、溶骨性、囊性破坏而无骨膜反应，病灶膨胀生长、骨皮质变薄，呈肥皂泡样改变，常见于骨巨细胞瘤。病理组织学检查是骨肿瘤确诊的唯一可靠检查。

**85. ABCDF** 骨肿瘤的治疗应以外科分期为指导，手术疗法应按外科分期来选择手术界限和方法，尽量达到既切除肿瘤，又可保全肢体。肿瘤解剖定位T是指肿瘤侵袭范围，以肿瘤囊和间室为界，可分为囊内、间室内和间室外肿瘤。$T_0$：囊内；$T_1$：间室内；$T_2$：间室外。间室内肿瘤是指肿瘤在各个方向上都被包绕在一个自然的屏障中（如骨、筋膜、滑膜组织和骨膜）；间室外肿瘤是指肿瘤生长在间室外（如腘窝），或因肿瘤生长、骨折、出血及手术污染而超出自然屏障；间室外生长可作为肿瘤具有侵袭性的标志。局限于皮质或骨膜范围内的骨肿瘤为$T_1$。TNM系统中的M表示肿瘤是否扩散到身体其他部位，称为远处转移。$M_0$：没有转移；$M_1$：有转移。对于Ⅰ期的肿瘤，为了避免复发和转移，需要进行彻底切除；对于Ⅱ期肿瘤，常需在手术彻底切除的基础上辅助化疗以降低手术的风险。

**86. C** 软骨瘤是一种发生于松质骨的、由透明软骨组织构成的软骨源性良性肿瘤，好发于手和足的管状骨。位于骨干中心者称为内生软骨瘤，较多见；X 线表现：内生软骨瘤显示髓腔内有椭圆形透亮点，呈溶骨性破坏，皮质变薄但无膨胀，溶骨区内有间隔或斑点状钙化影。

**87. ABDEF** 良性原发性骨肿瘤比恶性多见，前者以骨软骨瘤和软骨瘤多见。软骨瘤是一种发生于松质骨的、由透明软骨组织构成的软骨源性良性肿瘤，好发于手和足的管状骨。位于骨干中心者称为内生软骨瘤，较多见；偏心向外突出者称骨膜软骨瘤或外生性软骨瘤，较少见。以无痛性肿胀和畸形为主，少数有酸胀感。有时也因病理骨折或偶然发现。X 线表现呈溶骨性破坏，皮质变薄但无膨胀，溶骨区内有间隔或斑点状钙化影。以手术治疗为主，采用刮除或病段切除植骨术，预后好，复发率较低。

**88. ABCDE** 骨巨细胞瘤为交界性或行为不确定的肿瘤，是可能起源于骨髓内间叶组织的溶骨性肿瘤。骨巨细胞瘤好发于 20～40 岁，女性略多，好发部位为长骨干骺端和椎体，特别是股骨远端和胫骨近端。主要症状为疼痛和肿胀，局部包块压之有乒乓球样感觉和压痛，病变的关节活动受限。侵袭性强的肿瘤可穿破骨皮质致病理骨折。

**89. BCE** 腰椎滑脱较明显者，一般腰椎正侧位 X 线片即可诊断；滑脱不明显者，行腰椎过伸过屈位 X 线检查有助于诊断；患者有腰部撞伤史，须注意排除是否存在椎弓根骨折，故可行腰椎斜位 X 线检查。

**90. B** X 线侧位片腰椎滑脱的 Meyerding 分度：Ⅰ度为椎体向前滑动不超过下位椎体前后径的 25%；Ⅱ度为滑脱 25%～50%；Ⅲ度为滑脱 50%～75%；Ⅳ度为滑脱 75%～100%；若＞100%，则称椎体前移。

**91. AE** 一般Ⅱ度以下滑脱或病程较短者宜给予保守治疗，如制动、休息、禁止增加腰部负重的活动、佩戴腰围保护等；保守治疗无效者可手术治疗。

**92. ABD** 根据本病例的临床特点和检查可知，患者可能的诊断为腰椎峡部裂、腰椎滑脱、腰椎间盘突出症。

**93. ABCD** 根据题干信息，需完善腰椎六位片、腰椎 CT、腰椎 MRI 等相关检查，明确腰椎是否有峡部裂、滑脱等病情。

**94. A** 根据提示的腰椎 X 线片结果，考虑诊断为 $L_4$ 椎弓峡部裂合并 $L_4$ 滑脱Ⅰ度。腰椎滑脱是由于先天性发育不良、创伤、劳损等原因造成相邻椎体骨性连接异常而发生的上位椎体与下位椎体部分或全部滑移，表现为腰骶部疼痛、坐骨神经受累、间歇性跛行等症状的疾病。侧位 X 线片能清楚显示椎弓崩裂的形态，裂隙于椎弓根后下方，在上关节突与下关节突之间，边缘常有硬化征象；侧位片可显示腰椎滑脱征象，并能测量滑脱分度。国内常用的是 Meyerding 分度，即将下位椎体上缘分为 4 等份，根据椎体相对下位椎体向前滑移的程度分为Ⅰ～Ⅳ度。动力位 X 线片可判断滑移的活动性，对判断有无腰椎不稳的价值较高。

**95. B** 手术适应证包括：①Ⅱ度以下的腰椎滑脱，出现顽固性腰背部疼痛，或原有的下腰痛症状加重，通过正规的保守治疗无效，严重影响患者生活和工作；②伴发腰椎间盘突出或腰椎管狭窄，出现下肢神经根性放射痛及间歇性跛行，或出现马尾神经受压的症状；③病程长，有逐渐加重趋势；④Ⅲ度以上的严重腰椎滑脱。

**96. A** 手术方式 ①神经减压术：主要目的是充分让神经根减压，可通过单侧或双侧椎板开窗减压，如果椎板切除不可避免，则必须附加脊柱融合术；如果腰椎滑脱的症状是由腰椎不稳引起，而不存在椎管狭窄的情况，则只需腰椎融合固定而不必行椎管减压。②脊柱融合术：长期的稳定性有赖于坚强的生物性融合。脊柱融合的方法很多，按照植骨的部位可分为：椎间融合、后外侧融合、椎体环周360°融合等；按手术入路，椎间融合又可分为前路椎间融合与后路椎间融合、经椎间孔椎间融合。目前以后路 TLIF 手术为主流手术，即经单侧椎间孔行椎间融合手术。③腰椎滑脱复位术：目前主流观点是如果能够复位应尽量复位，因为可以重建正常的腰椎及神经根的解剖位置。但不主张扩大手术强行完全解剖复位，因为长期形成的腰椎滑脱，其周围结构已发生了相应改变，具有对抗牵拉、维持滑脱的固有应力，强行复位不仅难以完全复位，而且会破坏已代偿适应的解剖关系，易导致术后神经根紧张、神经牵拉性损伤等并发症。④脊柱内固定术：主要包括坚强融合内固定。⑤峡部关节直接修复术：即进行峡部重建或者峡部直接修补。方法有螺钉固定、椎板钩等，适用于年轻患者。

**97. E** 骨肉瘤 X 线片特点：Codman 三角或呈"日光射线"样骨膜反应。

**98. D** 病理诊断是治疗的依据。当考虑到骨肉瘤的诊断时，进行活组织检查，尽快得到病理学检查的确认，对明确诊断和治疗有重要的意义。

**99. AC** 骨肉瘤以术前、术后化疗 + 手术治疗为主。

**100. BCDE** 骨肉瘤多发于干骺端且邻近关节，容易产生邻近关节积液，出现关节疼痛，影响关节功能，严重时导致关节畸形。当局部损伤时，容易发生病理骨折，也影响肢体功能。骨肉瘤经病理确诊后，即开始前期的化学或放射性治疗，然后根据肿瘤浸润范围切除肿瘤组织是骨肉瘤治疗中重要的步骤。